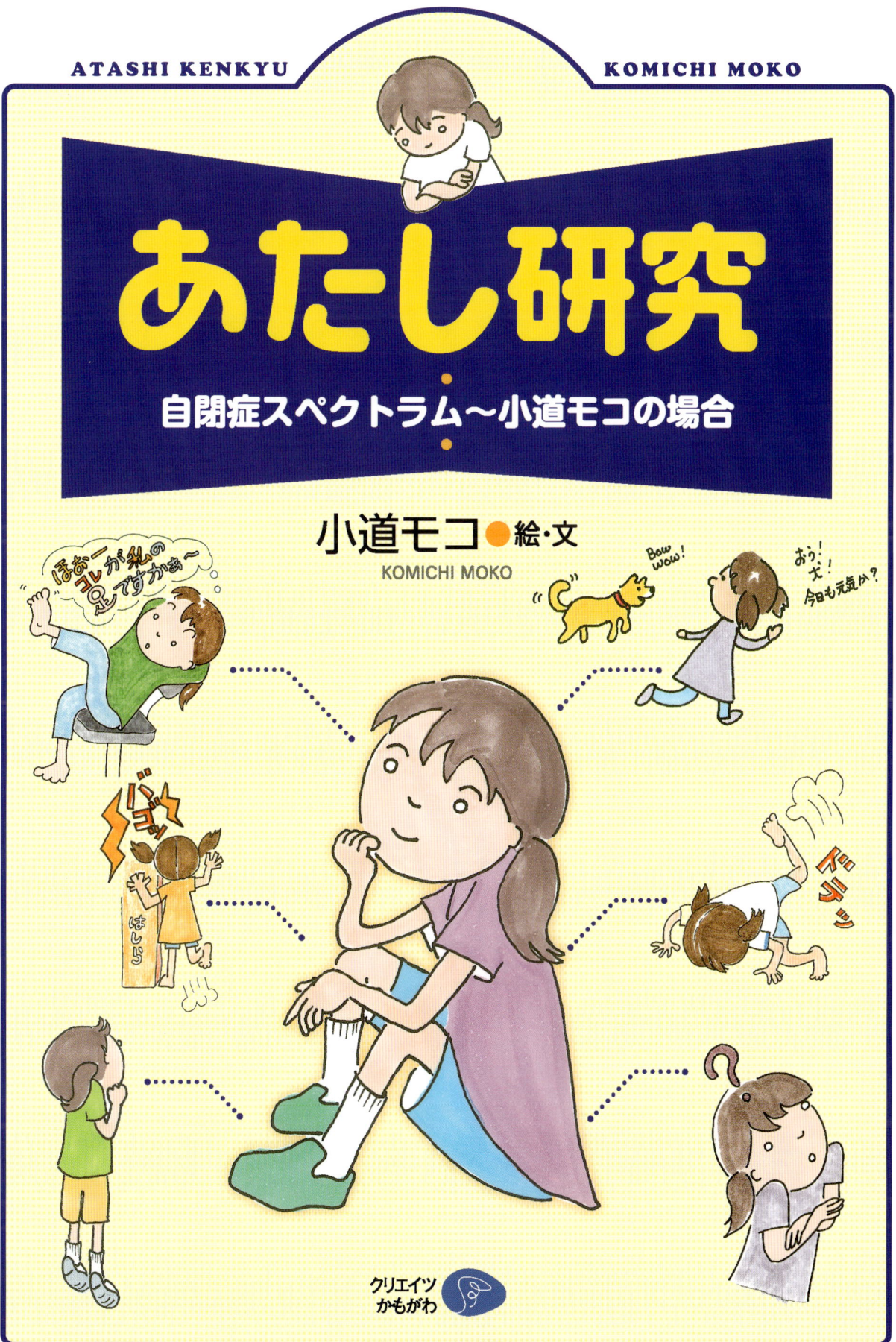

あたし研究　自閉症スペクトラム～小道モコの場合

はじめに　…4

読者へのメッセージ　…6

自閉症スペクトラムとは　…8

	イラストで綴る あたし研究	解説で綴る あたし目線

感覚編

1. あくまでも私のイメージ　　10　　66

言葉編

2. 慣用句に弱いワケ　　12　　69
3. ちょっと 待ってて　　14　　70

視覚編

4. 方向感覚　　18　　74
5. 見えないモノはないもの!?　　21　　77
6. ならべる　　23　　80
7. あこがれの優先席　　27　　84

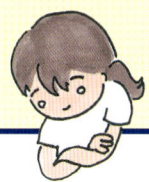

		あたし研究	あたし目線
身体編			
8 体の把握		30	88
9 服との格闘		34	90
10 マニュアル操作		38	93
学校編		あたし研究	あたし目線
11 学校はJungleのようでした		42	97
12 いじめって何？		47	100
13 私を救ったにゃんころりん		51	103
これからのあたし編		あたし研究	あたし目線
14 自分という器		54	106
15 特訓の成果		57	110

おわりに　…116

『くれよん』紹介　…118

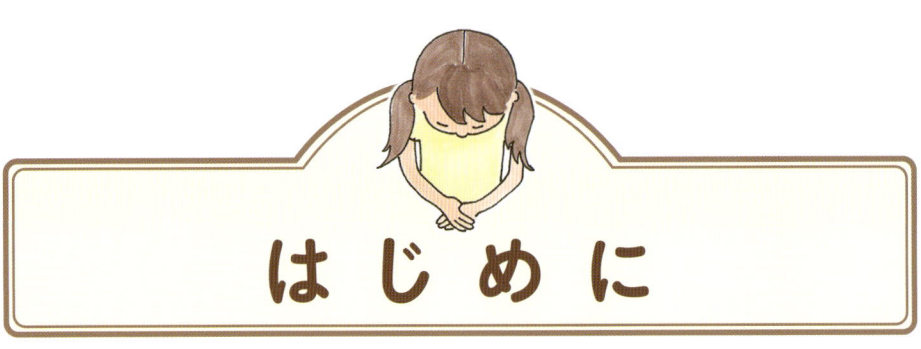

はじめに

京都市児童福祉センター（精神科医）
門　眞一郎

　私は著者である小道モコさんとは面識がありません。いつだったか忘れましたが、この原稿の一部を、彼女の担当医である畏友畠中雄平先生から見せていただく機会がありました。ご自身のこれまでの経験を丁寧に分析され、その結果をわかりやすい文章で記述され、しかもそれに添えられたイラストが実にわかりやすいことに思わずうなってしまいました。小学生の時以来ずっと、絵の才能の無きに等しいことに言い知れぬ劣等感を抱いていた私としては、全く羨望の極みです。

　小道さんの経験分析を読み進むにつれ、何度も何度も「あっ、そうなんだ」とうなずくことしきりでした。これは私だけが秘（ひそ）かに楽しむべきものではない。広く世の人々に読んでもらいたいと心底思いましたので、あつかましくもクリエイツかもがわに紹介したというわけです。

　秀逸なイラスト以上にうれしかったことは、小道さんが、クールな希望を抱きながら人生を前向きに生きていることです。その安定感はどこからくるのか？　その手掛かりになる個所があります。

　著者を無条件に受け入れ可愛がってくれた祖父の思い出を語ったあと、著者は自分の願いを述べています。それは、「ASD、そうではないに関係なく『君が愛しい』『君がダイスキ！』というメッセージを恥ずかしがらずに、言ってほしいし、示してほしいです。これほど、支えになるモノはないと思っているからです」という箇所です。

　この個所を読んだ時、私の脳裏に浮かんだのは、金子修介監督の映画「毎日が夏休み」のワンシーンです。久しぶりに登校した主人公の女子高生林海寺スギナ（佐伯日菜子）は、相変わらず陰湿ないじめに遭うのですが、義父から学校に電話がかかります。義父は娘に、学校はやめて一緒に会社を経営しようと

はじめに

言います。受話器を置いたスギナは、帰り仕度をして学校の廊下をスキップしながら玄関に向かうのですが、その時の台詞が「君が必要！ 君が必要！ 世の中にこんなスイートな言葉があったなんて！」なのです。とても好きなシーンです。幼いモコさんがお祖父さんに言われていたことは、これだと思ったわけです。

小道さんは、本書の中で、自己と他者との関係のありようを冷静に分析し、サバイバルスキルを一つひとつ見つけていきます。その前向きで建設的な姿勢と努力が、本書の魅力ではないでしょうか。

本書のイラストは、ASDの人の心理を一般人（畠中先生の言い方ではNASDの人）が想像するうえでとても役立つことでしょう。いわば一般人の《心の理論》の発達を助けてくれるものです。本書の中で、小道さんは「定型発達者とASD当事者の間には、どうやらとても大きな溝があるようです。双方の理解は、その溝を埋めることはできないと思います。でも、その大きな溝に橋を架けることは可能だと思っています。」

本書は、その大きな溝にかけるひとつの橋となるに違いありません。それを確信したからこそ、本書の出版をつよく薦めたのです。

 **メッセージ　多くの自閉症の子どもたちにもつないでいける、
生き方の力強さ、ピュアな魂、そして、希望を感じます。**

　自閉症の人にとって、世界はジャングルに住んでいるようなもの！
　行手をさえぎる生い茂る草木。時に道を照らす光も失い、どっちに進んだらよいかわからない。そして、大木や草むらの影に何が隠れているかわからない。そんな状態ではどんなに心細く不安で怖いだろうか。
　小道モコさんの「あたし研究」は、定型世界のどんなところで迷子になるのか、その時の自閉症の人の心境を、鮮明に伝えてくれます。
　「当事者研究」とせず「あたし研究」としているところが、小道さんらしい謙虚さが表れています。そう、自閉症の人のその三つ組の特性は同じでも、表れ方や感じ方は、一人ひとり本当に大きく異なるのです。その点を押さえた上で、小道さんの「あたし研究」を読むと、逆説的ですが「異なるけれども共通点」もまた、とてもよく理解できます。
　つらいことも多かったのに、それを語る明るい筆致に、小道さんの生き方の力強さやピュアな魂、そして、希望を感じます。その希望を、世の多くの自閉症の子どもたちにもつないでいける、そんな本です。

NPO法人それいゆ　それいゆ相談センター総合センター長 **服巻智子**

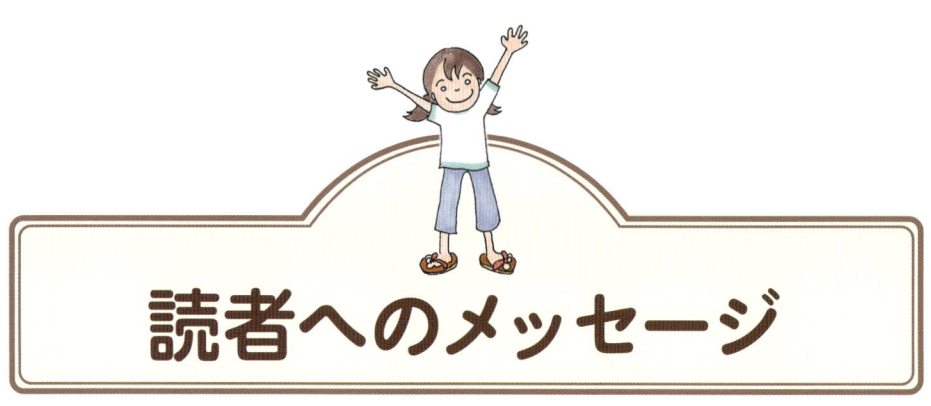

読者へのメッセージ

小道　モコ

　まずは、この本を手にとっていただいたことに感謝します。

　この本は、タイトル『あたし研究』のとおり、あくまでも私個人の経験や体験をふまえ、イラスト化、文章化したものです。ですので、自閉症スペクトラム（以下、ASD）の人みんなに当てはまることではありません。
　でも、なるべく多くの人たちに ASD について、理解してほしい、という気持ちで、描き／書きました。

　私は、4 年前に ASD との診断を受けました。
　それまでの私の人生は、不安と孤独に満ちたもので、「自分はいてもいい存在」だと思えずにいました。
　診断を受けてまもなく、友人が始めた発達障害を考える会『くれよん』で、お話をする機会を得ました。その時は、何をどう話したらいいのか、皆目見当がつきませんでしたが、毎月お話をしていくうちに、次第に自分を発見していくことができました。イラストを描くことで、また、お話をすることで、私は少しずつ、自分の ASD を受け入れ始めたんだと思います。
　『くれよん』がなかったら、私はいまだに、混沌とした嵐の中を一人さまよっていたかもしれません。
　今回、出版にあたって載せたイラストのほとんどは『くれよん』の資料として参加者に提供したものです。

　私の幼少期は、毎日が冒険でした。意味がわからないまま、いろいろなことが起こり、いろいろなことに対応しなければならず、文字どおり「目が回る」ような日々でした。その頃はそれを、ツライなどとは思っていませんでした。

読者へのメッセージ

他の人たちもみんなそんなふうに過ごしているのだろう…と漠然と思っていたからです。でも、「なんだか、私はウマクやっていけていないゾ…」という不安は常にありました。一言で言えば、私は「さみしかった」です。

　私の願いは、一人でも多くの方にASDについて理解していただき、これから将来を歩む子どもたちが、のびのびと自分の翼を広げて、成長していってほしいということです。私は、自分がASDと知るまで、ずっと自分の翼を隠して生きてきました。隠さないと生きてこれなかったからです。でも、翼を折って、隠して、生きていくのは、とてもシンドイことです。
　私はいつの時点で（何歳の時に）、「翼を隠そう」と思ったのか、今では思い出すことはできません。でも、「みんなと少しチガウ自分」を、受け入れてもらうことが難しかったから、「自分の翼を隠す」ことを覚えたのだと思います。

　隠し続けた年数分だけ、ツライ思いをしました。

　でも、30歳を過ぎた時に診断を受け、隠していたことも忘れていた自分の翼に気づき、怖々、少しずつ広げてみたら…「アレ？　あたし、空を飛べるかも！」と思えてしまうほどの自由を感じました。知れば知るほど、私の世界はおもしろいし、理解と工夫ヒトツで、のびのびと自分らしく歩いていける。
　オトナの私がこのような経験をできるのだから、理解ある人たちの中で、子どもたちが成長する（翼をのびのびと広げて生活する）ことができるなら、どんなにスゴイことになるだろう…と私は想像します。スゴイというのは、別に偉くなるとか、有名になるという意味ではなく、その子らしく生きられる、ステキな世界が待っている、ということです。幸せって、「ありのままにその人らしく生きられる」ことだと私は思っているんです。

　子どもたちの翼が、折れないことを。
　翼を隠す必要などない、と自分で自分を肯定できることを。
　私は願っています。

自閉症スペクトラムとは

　自閉症スペクトラムは、対人社会性、コミュニケーション、想像力の領域にわたって、"定型発達"とは異なる特性をもち、生活上の困難を来したり、不利益を被ることのある発達の偏りのひとつのタイプです。対人社会性に関しては、人への興味が薄く、関心が弱く、孤立を好むように見えたり、人に積極的に関わるように見える場合でも、他者の興味を共有することが困難で、一方的な対人交流になりがちな特徴があります。コミュニケーションに関しては、言葉の発達が遅れることが多い、というのはよく知られていることですが、言葉以外のコミュニケーション（ジェスチャーや表情の理解と表出など）の発達も遅れがみられます。また、さきほどの対人社会性の問題にも関わることですが、言葉の発達が比較的良好な場合でも、他者の気持ちを考慮したコミュニケーションがとても苦手で、自分の興味のあることに関しては、自分から知らない相手にも積極的に話しかけていくような行動がみられる一方で、日常的で簡単なやりとりの理解が難しく、そのために親密な人間関係を築くことが難しくなります。想像力の障害に関しては、想像力の範囲が狭く、そこだけに強い焦点が当たり、先のことを予測することや変化に対応することが非常に困難で、ひとつの物や事、あるいは状況に固執する傾向があります。しかし、その分、特定のことに関する興味や関心は非常に強く働き、それに関して信じられないような能力を発揮することがあります。

畠中雄平（精神科医）

イラストで綴る あたし研究

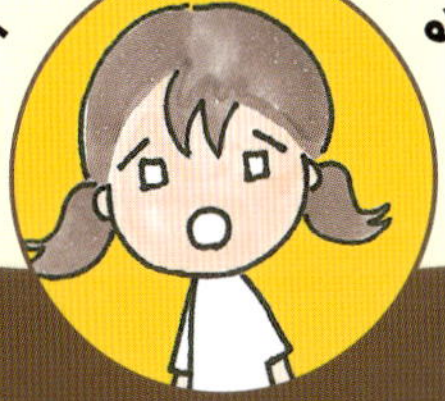

『あたし研究』は、私のメッセージがみなさんに届き、

みなさんに何かを感じていただいて、はじめて意味をもちます。

これから紹介する15のエピソードには

「あなたの『あたし』研究」を設けています。

ぜひ、みなさんの思いを綴ってみてください。

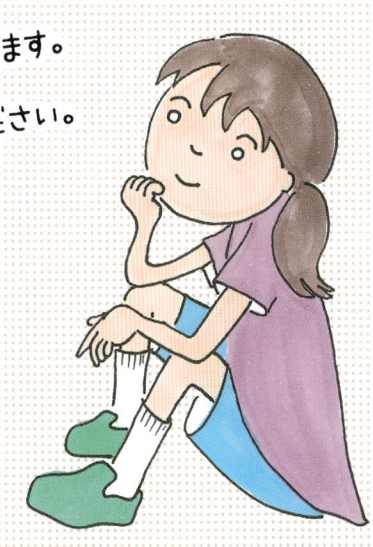

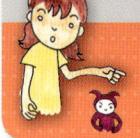

あたし研究 その① あくまでも私のイメージ

感覚編

あたし目線（解説）その① ▶ 66ページ

① 場の雰囲気を読む

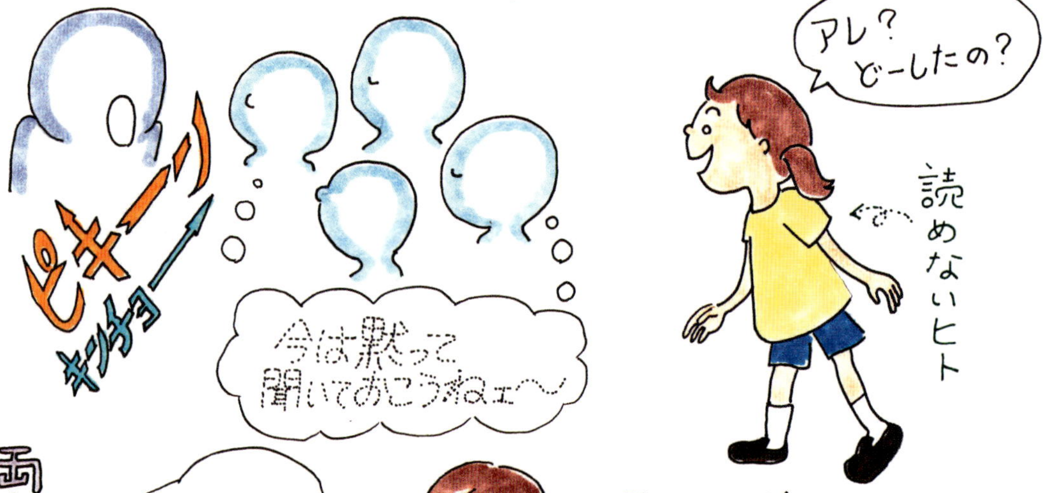

ピキーン！ キッチャー！

今は黙って聞いておこうねぇ〜

アレ？どーしたの？

読めないヒト

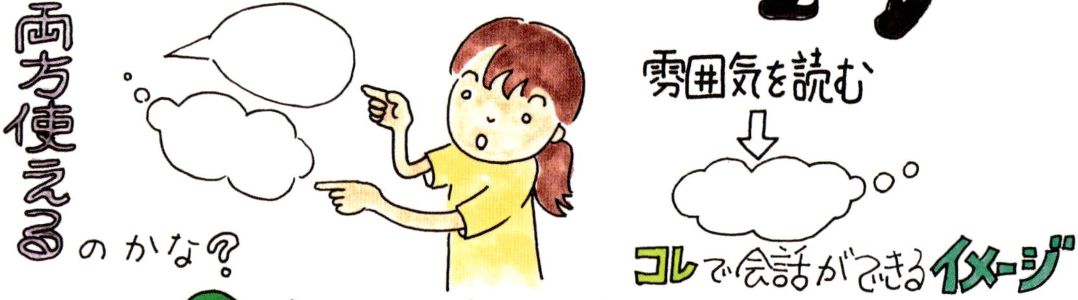

両方使えるのかな？

雰囲気を読む
↓
コレで会話ができるイメージ

② 含みのある言葉の意味を理解する

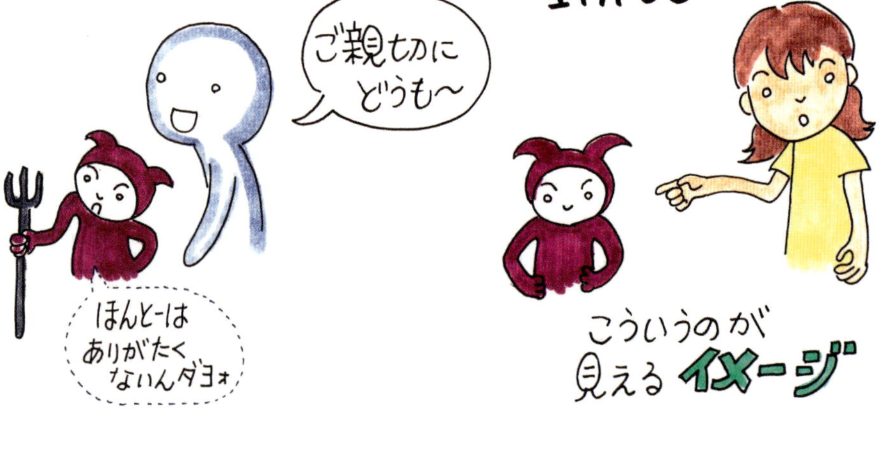

ご親切にどうも〜

ほんとーはありがたくないんダヨォ

こういうのが見えるイメージ

解説　あくまでも私のイメージ

　自閉症スペクトラム（ASD）の人たちは、visual thinker＝視覚的に考える人たちだ、ということがよくわかるイラストですね。でも、そもそも「場の雰囲気」って何でしょう？「場」を国語辞典で引いてみると、「①場所②物事の行われる時機、局面」、「雰囲気」は、「その場面または会合にある一般的な気分、空気」とあります。ちなみに「空気」を引くと「その場の気分。雰囲気」という意味が出てきます。定型発達（という表現はあまり好きではないので、非 ASD＝NASD にしたいと思います）の我々は言葉にできない"空気のようなもの"を感じながら人に対する自分の言動を（多くの場合無意識に）決めているのですが、ASD の人たちは、目に見えない"空気のようなもの"を認識することが非常に苦手です。小道さんは、「場の雰囲気」を読むときの NASD の人たちの頭の働きを、漫画に使う雲形の"ふきだし"で表現しています。「含みのある言葉」の「含み」は、やはり国語辞典によると、「直接の表現のかげに隠されている意味・内容」ということで、「隠されている」のだからやはり見えませんよね。小道さんはそれを表現するためにかわいい悪魔（ですよね？）を登場させています。視覚的にとてもわかりやすい表現だと思います。でも、実は、NASD の我々は、それらのことを視覚的イメージ抜きになんとなく"感じている"のですが、そのことをそのまま理解するのは、ASD の人たちにはとても難しいことなのだろうと思います。小道さんはそれを彼女なりの視覚的なイメージにして理解しているんだということがよくわかりました。

畠中雄平（精神科医）
※以降の「解説」も執筆

あなたの「あたし」研究

あたし研究 その❷ 慣用句に弱いワケ　言葉編

あたし目線（解説）その②▶69ページ

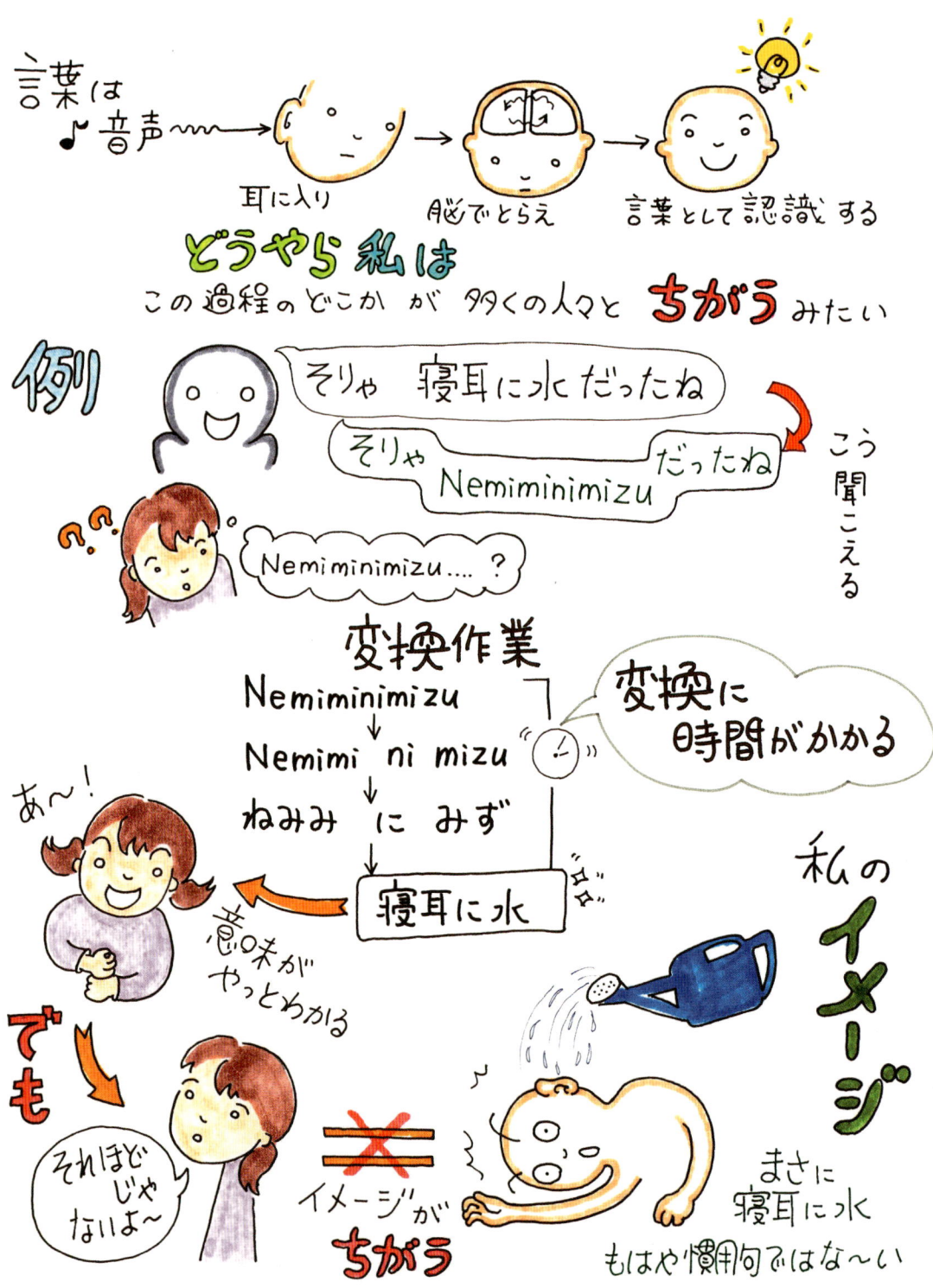

解　説　慣用句に弱いワケ

　またまた辞書からですが「慣用句」は、「二つ以上の語から構成され、句全体の意味が個々の語の元来の意味から決まらないような慣用的表現。『骨を折る』『油を売る』『間髪を入れず』など」というものだそうです。この場合、小道さん、そして多くのASDの人にとって大変なのは、「個々の語の元来の意味から決まらないような慣用的表現」、というところだと思います。比喩や象徴というような、〈モノ〉と〈コトバ〉の1対1対応から離れた言語表現は、具体的、視覚的に物事を認識し、考えるASDの人たちにとって、とてもわかりづらいものです。慣用句だけではなく、冗談や皮肉、ほのめかしのような言語表現も同じように理解するのがとても困難です。これらに共通するのが、その表現の意味を理解するためには、言葉の文字どおりの意味以外に、それが使われた状況や言った人と言われた人の関係、別の言い方をすれば社会的文脈がわかっているという前提があることです。ASDの人たちにそれが困難なのは、社会的相互交渉の理解に関わる脳機能の違いによるものである、ということもできるでしょうし、注意の向け方がある特定の対象に対して強かったり、その周辺には注意を向けることができなくなる、という特性のため、言葉の意味と状況の意味、関係性の意味を同時並行的に処理できないからだ、といえるかもしれません。

あなたの「あたし」研究

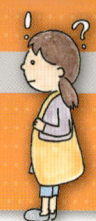

あたし研究 その❸　　言葉編
ちょっと 待ってて

あたし目線（解説）その③ ▶ 70ページ

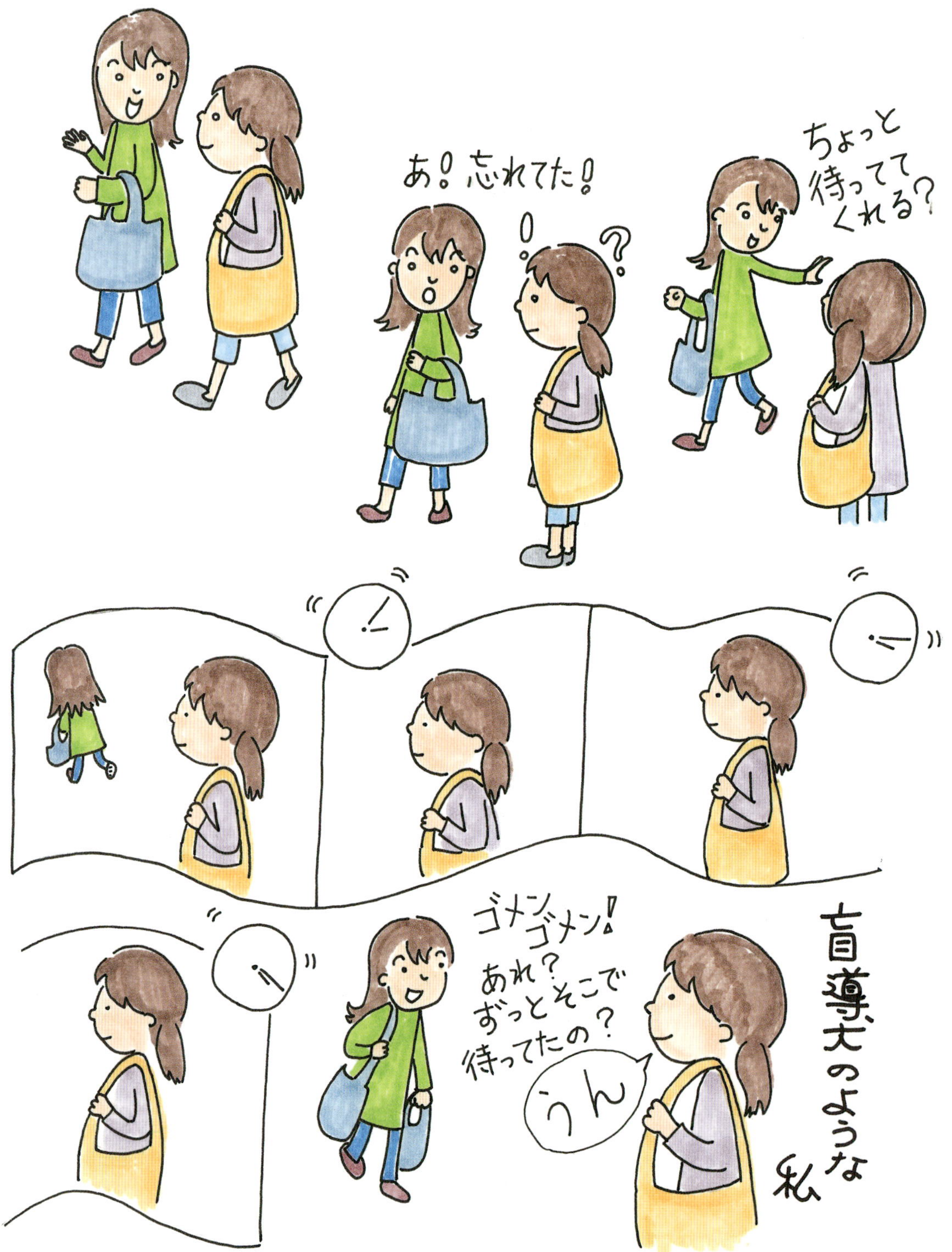

ちょっと → どれくらい かわからない
見通しがつかないから
不安

待つ ↓
何をしたらいいのか
わからないから
こまる

私がイメージする
待つ
円すいの中に**とどまる**感じ

信号待ちと同じ
待ち方

キョロキョロするのは **OK**

誰が決めたんダ⁇

不安解消法

「ちょっと待っててくれる？」
「何分くらい？」
「5〜6分かな」

ちょっとを
明確にする

「ちょっと待っててくれる？」
「じゃ、本屋に行っていい？」
「いいよ〜」

待つを
明確にする

言葉編 15

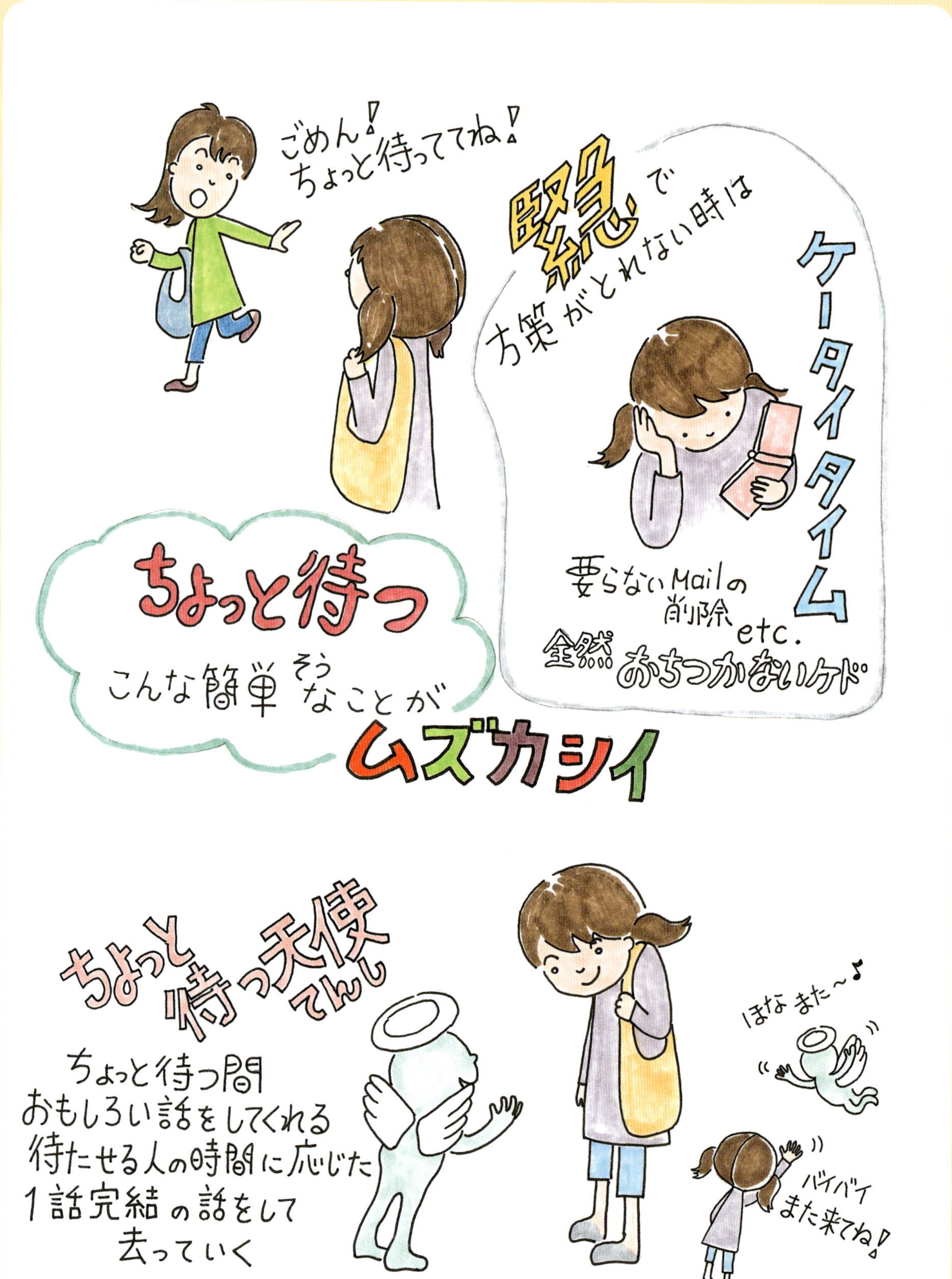

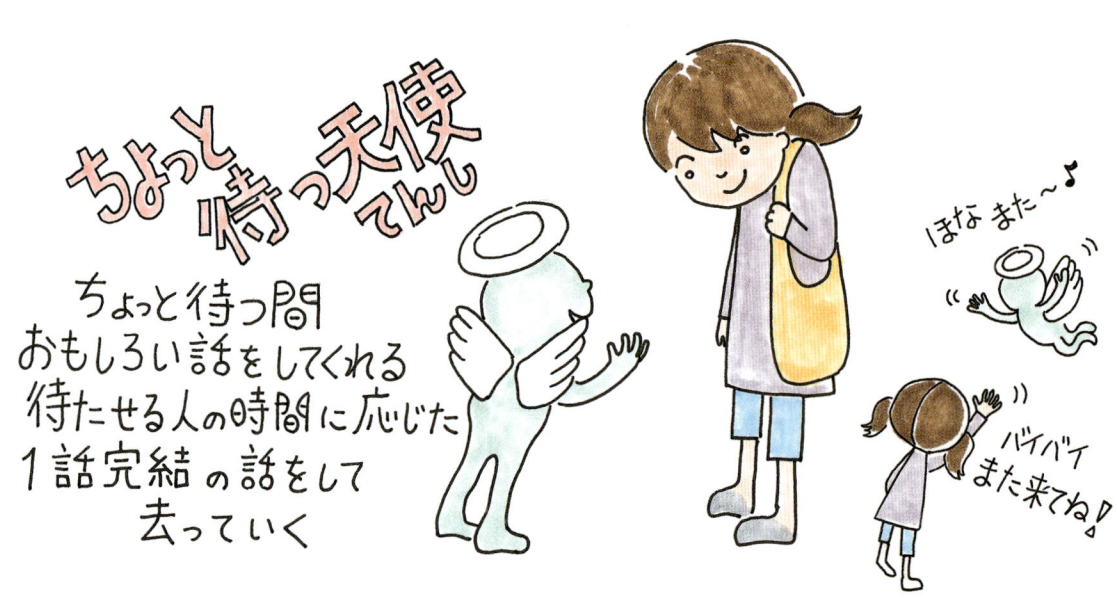

解説　ちょっと待ってて

　そうですね。小道さんのいうように"ちょっと"は具体的に見えませんものね。それに、人によって、その時の状況によって"ちょっと"の長さは違います。NASDの我々は、相手の置かれている状況に自分を重ねて、自分ならこんな時の"ちょっと"は大体これくらいかな、と考えたり、親しい相手なら、あの人の"ちょっと"はいつも大体これぐらいだろうな、と予測を立てたりします。そして、心の準備をします。その心の準備のことを見通し、といっていいかもしれません。何が起こるかわからない、次のことへの心の準備ができていないと人は不安になります。それはASDでもNASDでも同じです。ASDの人たちは、状況や相手の気持ちを測るのが得意ではないので、こういう時の予測が立てにくく不安になりやすいのです。それを解消するために小道さんは「何分ぐらい？」と時間を訊いていますが、とてもすばらしいスキルです。あたりまえじゃないか、と思われるかもしれませんが、わからないことは人に聞けばいいんだ、ということに気づくまで時間のかかるASDの人は少なくないように感じます。そういうスキルのない、特にASDの子どもたちには、きちんと具体的に、そしてその子にわかるように"ちょっと"の長さを伝える必要があります。子どもたちが、この世は不安だらけだ、と感じないように、いろんなことを具体的に、目に見えるように伝えてあげてください。

　「ASDの人たちは待つのが苦手です」という話はいろんなところで聞く話ですね。何をして待てばいいのか、がわからないから、という小道さんの話も他のASDの人たちと共通点の多いことだと思います。この場合も小道さんは、「じゃ、本屋に行っててていい？」と待つことを明確化するスキルを身につけています。暇な時間、空いた時間に何をするか、というスキルもASDの人たちにとって大事なスキルです。子どもの頃からそれを育てていくことをぜひ大事にしてください。

　"独り"と"独りじゃない"と"ちょっと待っ天使"、ASDは対人社会性の障害というけれど、小道さんは、そして多くのASDの人たちは、人との関わりということにおいてすごく誠実でいい加減じゃない、といえるのかもしれませんね。逆に、いい加減じゃないとつらくなるのが人との関係、ともいえますが。

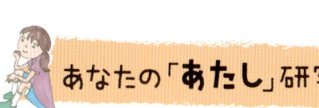
あなたの「あたし」研究

....
....

言葉編　17

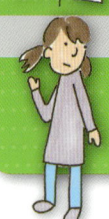

あたし研究 その❹ 方向感覚

視覚編

あたし目線（解説）その④ ▶ 74ページ

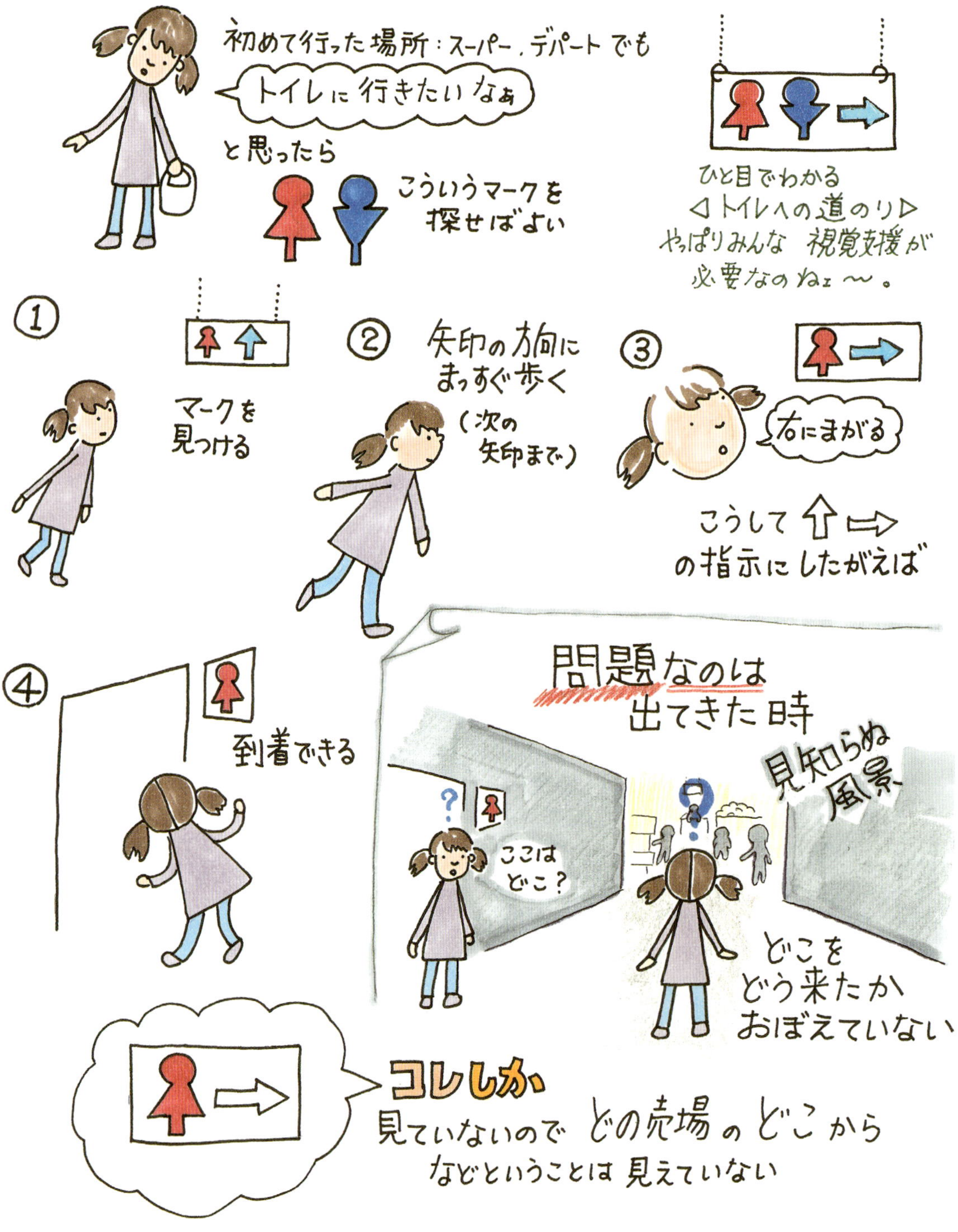

初めて行った場所：スーパー、デパートでも「トイレに行きたいなぁ」と思ったら こういうマークを探せばよい

ひと目でわかる ◁トイレへの道のり▷ やっぱりみんな 視覚支援が必要なのねぇ〜。

① マークを見つける

② 矢印の方向にまっすぐ歩く（次の矢印まで）

③ 右にまがる

こうして ↑ → の指示にしたがえば

④ 到着できる

問題なのは 出てきた時

ここはどこ？

見知らぬ風景

どこをどう来たかおぼえていない

コレしか見ていないので どの売場のどこからなどということは見えていない

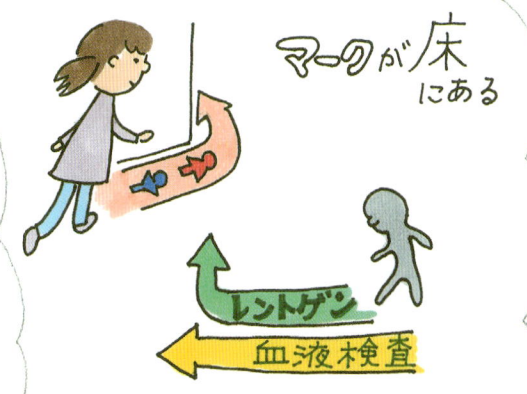

病院からヒントを得た希望的対策

マークが床にある

レントゲン
血液検査

大きな病院でよく見かける
➡をたどっていくと目的の場所に到着できる
スバラシキ視覚支援

対策

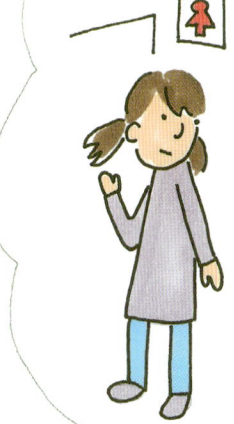

入る前にいちどふりかえる
出て来た時見る風景を記憶しておく
これで帰り道が解るわけではないケド
パニックは少し減る

来る道 帰る道は別もの
風景が全く違うから

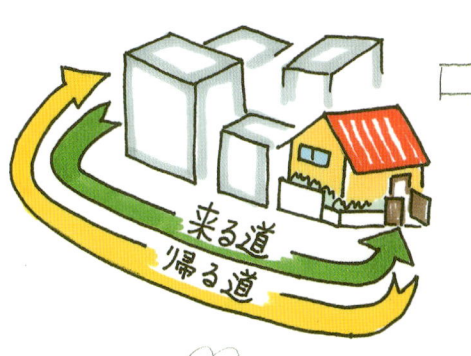

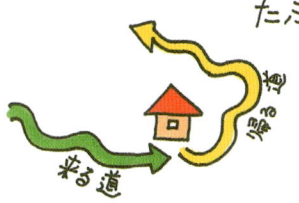

たぶんこのくらいちがって見えている

ちなみに私は左側ばかり見るクセがある

しかも動くものによわい
目印になりにくい

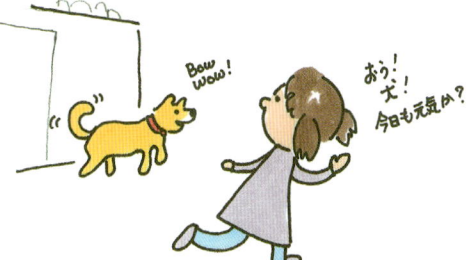

Bow wow!
おう！犬！今日も元気か？

視覚編 19

解説　方向感覚

　トイレのマーク、という情報に集中をしたら他の情報がインプットされにくくなる、というのはASDの人たちの情報処理の特徴だということはもうわかっていただけると思います。もっとも、方向感覚や地図を読むことに関しては、NASDの我々の中にも苦手な人はたくさんいます。左右や方角が混乱したり、地図に書かれた上からの平面図と実際の三次元の風景をうまくマッチングできなかったりなど、そこにはたくさんの脳の働きが影響を与えているようです。

　小道さんがここで書いていること（「あたし目線（解説）」その④▶74ページ）でとても興味深かったのは、彼女に見えている風景のことです。「粒子の粗いコンクリートでできた古めかしい橋」、「目玉をくり抜いた眼科」、「窓ガラスが細長くてきれいな喫茶店」、「すべり台の橋」など、など。同じものを見ても見ているところが違う、注意を向けているところが違う、記憶しているところが違う、その可能性について知っておくことはASDの人たちを支援しようとする時にとても大切なことです。でも、それだけではなく、違っているからステキだ、といえることもあるのではないでしょうか。もしかしたら、僕たちが知っている画家たちの中にも、風景が僕らと違うふうに見えていた人がいるかもしれない、と思います。

あなたの「あたし」研究

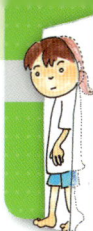

あたし研究 その5　　視覚編

見えないモノはないもの!?

あたし目線（解説）その⑤▶77ページ

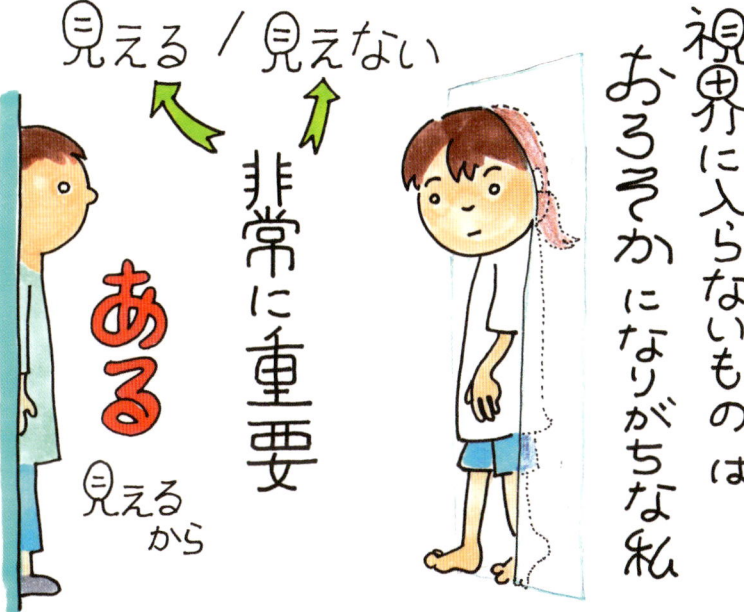

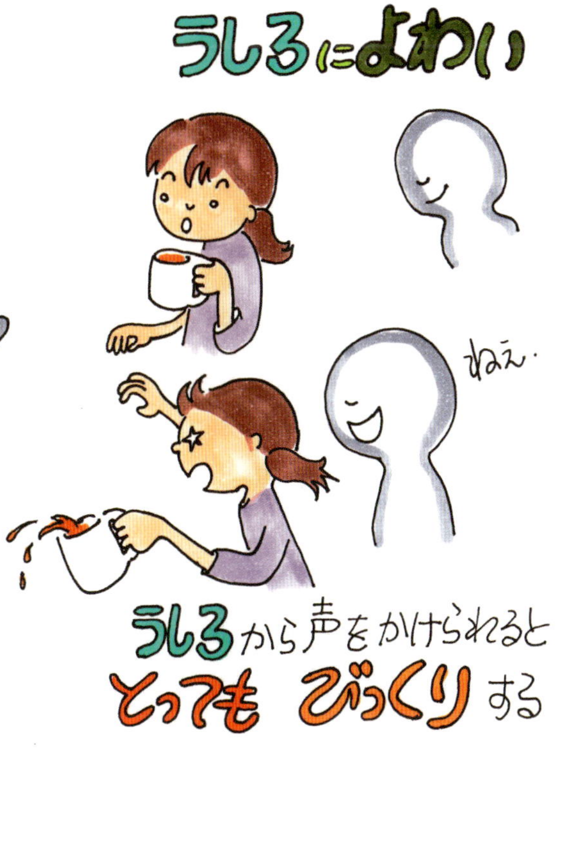

視界に入らないものは
おろそかになりがちな私
見える／見えない
非常に重要
ない
見えないから
ある
見えるから

リュックの禍
バゴッ

うしろによわい
ねえ.
うしろから声をかけられると
とってもびっくりする

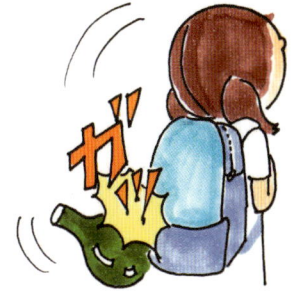

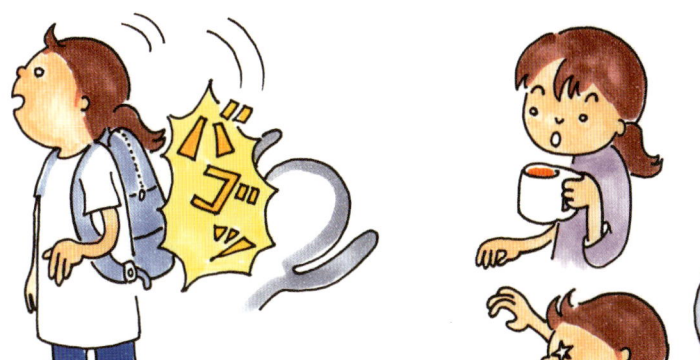

解 説　見えないモノはないもの!?

　小道さんは、これは自分の個人的な体験だ、と初めは思っていたそうですが、この「見えないモノはないもの」という表現は、ASDの人たちの体験様式を実に端的に表していると思います。自分に背中がある、ということを知識としては知っているけれど見えないから実感できない、というASDの成人の人たちを何人か知っています。一人の方は、後ろを向くと腰から下は何とか見えるから「ああ、あるんだな」と思えるけれど、そこから上は本当を言うとよくわからない、と教えてくれました。

　小道さんは「後ろから声をかけられると、とてもびっくりする」のは、みんなそうだろうと思っていて、高校生になって初めて「どうも他の人たちはそうでもないらしい」と気がついたそうです。人によって個人差はありますが、ASDの人たちも小学校の高学年（早い人では低学年）くらいから自分と周囲の違いに気がつき始めます。そして、ゆっくりと、しかも発達のごく早期からなかば自明のものとして他者の存在を理解しているNASDの我々とは違う道筋で、他人の考えを理解するようになってきます（そういう他者に関わる面では、ASDの人たちはいくつになっても"新しい発見"があるようです）。ASDの子どもたちが思春期の"疾風怒濤"の中に突入する前に、可能な限りポジティブに自分の特性や個性について理解できるような支援が求められていると思います。

あなたの「あたし」研究

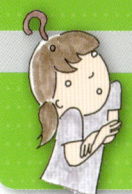

あたし研究 その❻ ならべる

視覚編

あたし目線（解説）その⑥ ▶ 80 ページ

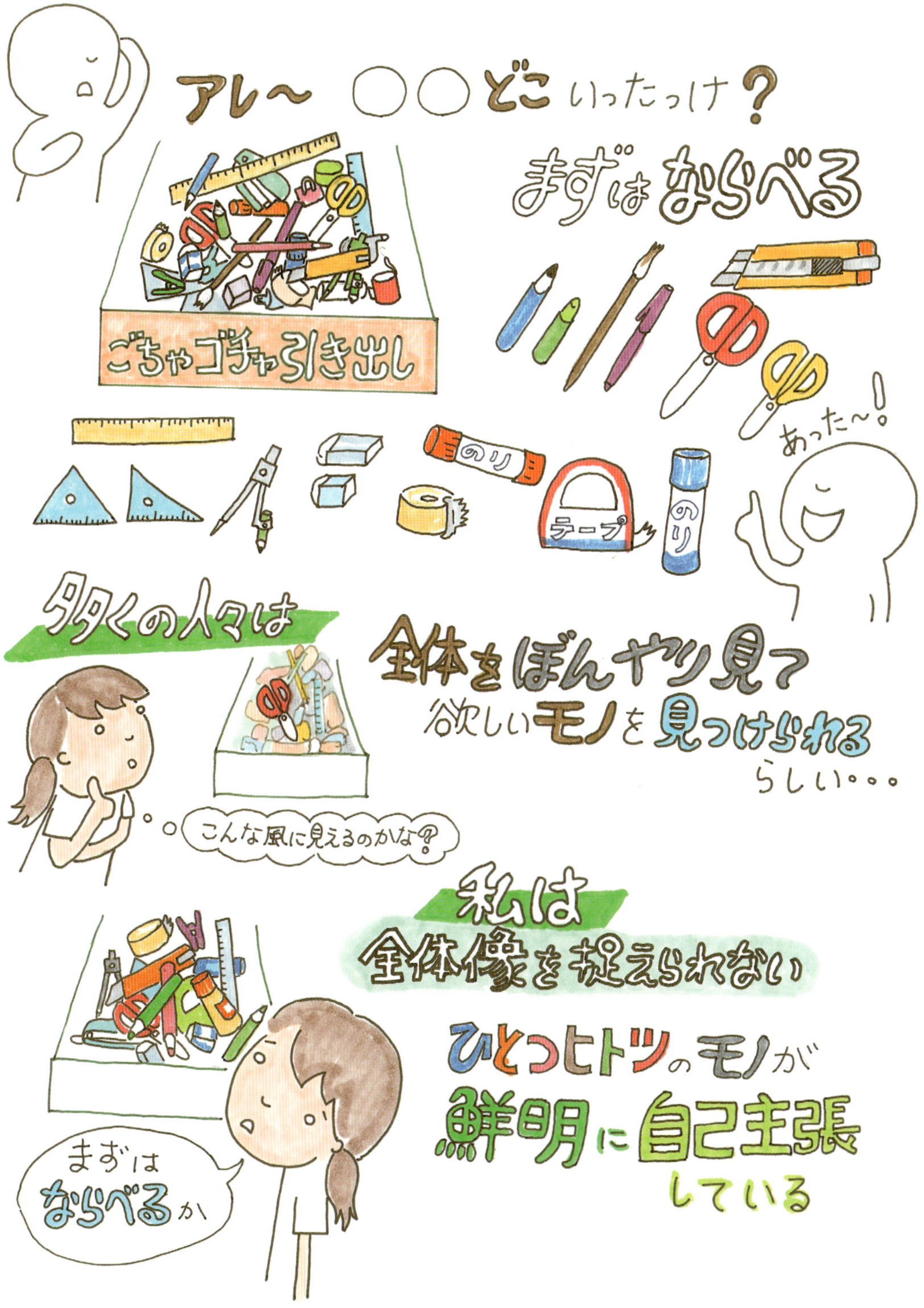

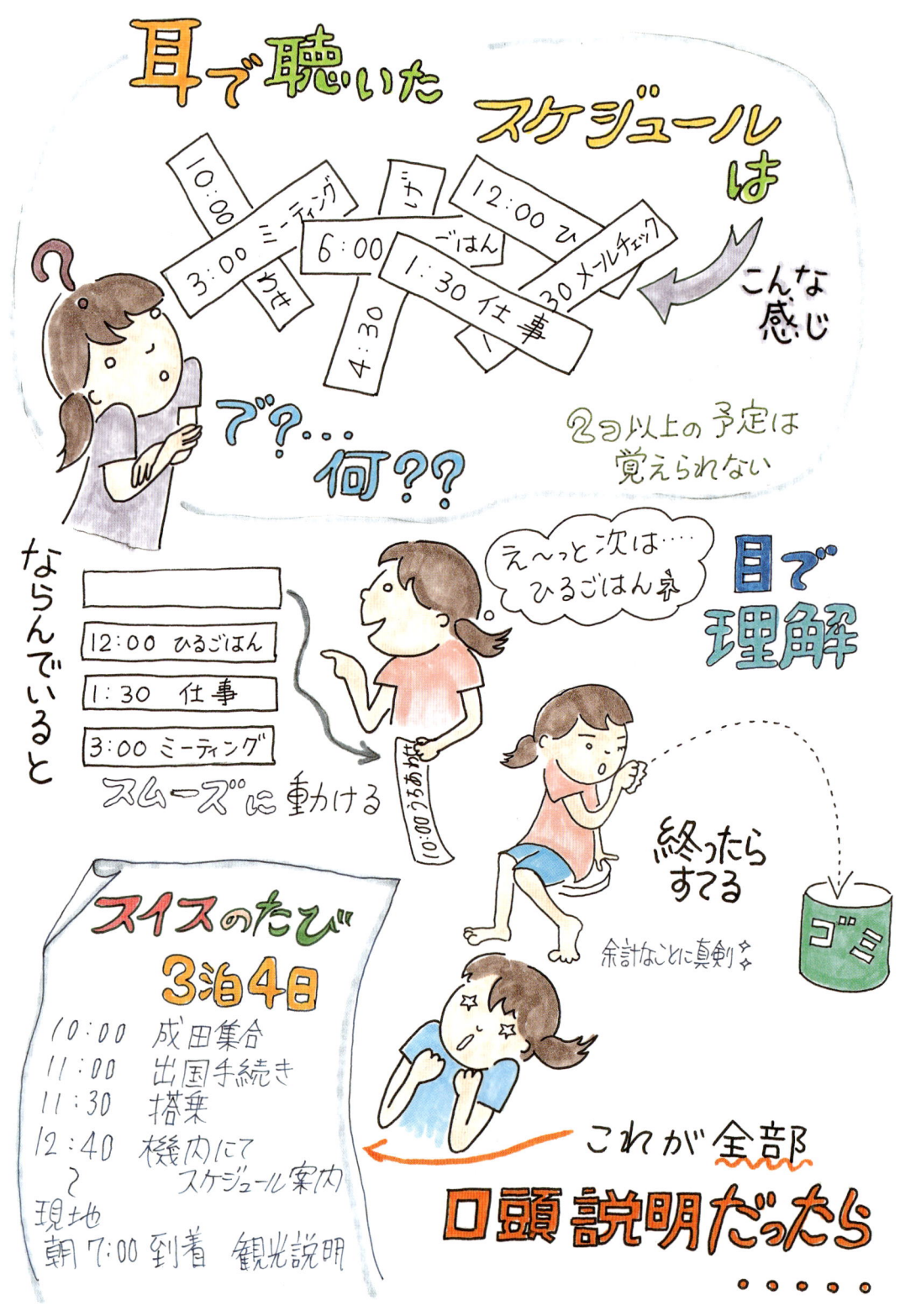

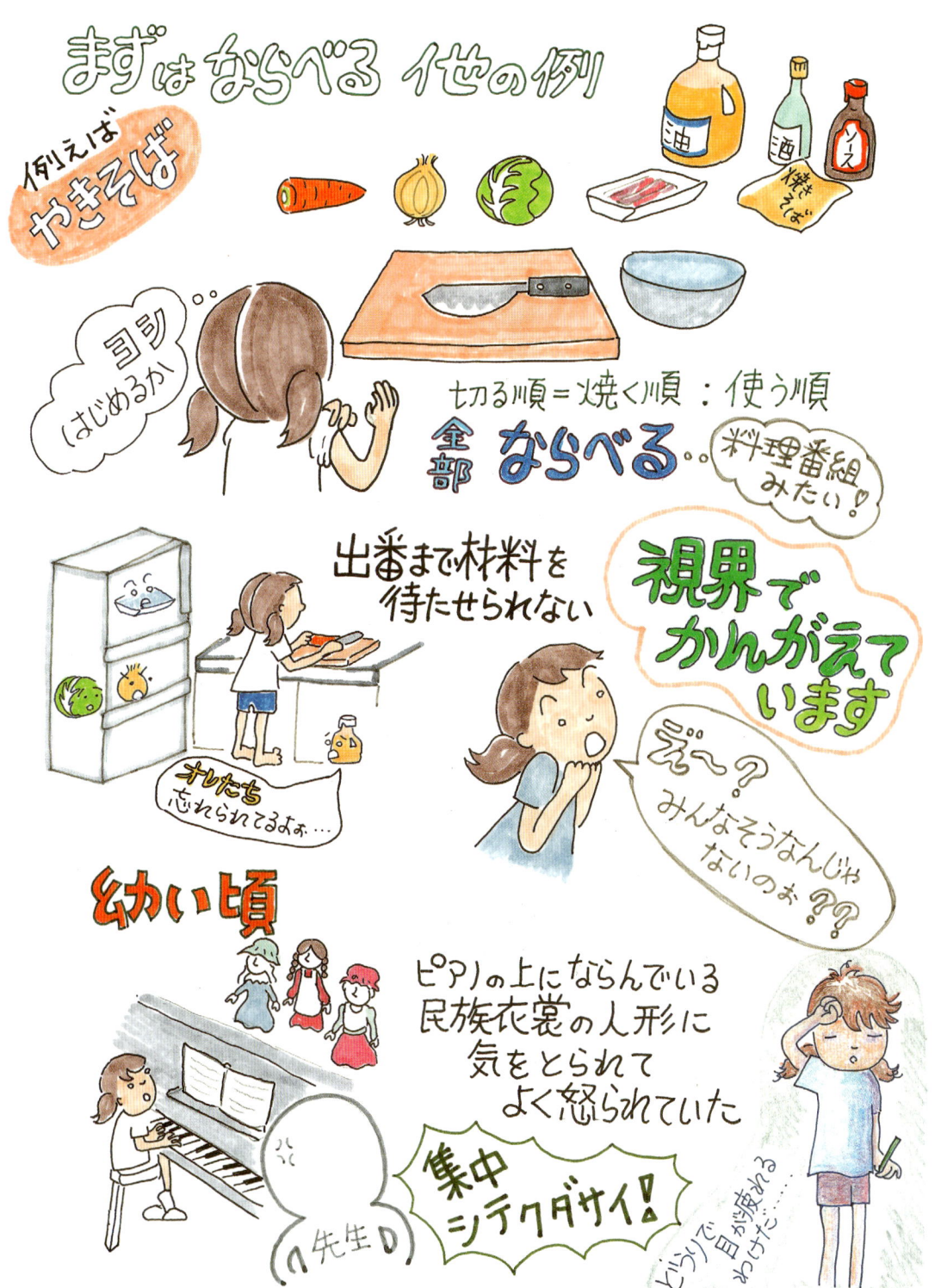

解説　ならべる

　セントラルコヒーレンス、という認知心理学の概念があります。日本語だと中枢性統合、と訳されるものです。目や耳などの感覚器官から入ってくる情報を、状況や文脈の中で統合して全体像を作り上げる脳の働きのことをいいます。ASDの人たちはこれがうまく働かないために全体像をつかむのがあまり得意ではないのではないか、といわれています。また、細部に焦点が当たりやすく、何かに焦点が当たると周りが見えづらくなる、という注意の特性もあわせもっています。したがって同時にふたつ以上の情報を処理して行動を組み立てていくことは苦手です。そのことに対処するための小道さんなりの方略が、"ならべる"というやり方です。これだと、同時並行的なものを継時的、逐次的なものに変換することができますね。そこに苦手な聴覚的な記憶の問題も重なってくると本当に大変なのですが、実は、学校の授業というものは、そういうことのオンパレードでASDの人たちにはとても大変な時間であることが多いのです。彼らが理解しやすいような環境の整理、集中しやすいような感覚刺激の統制がとても大切なのですが、残念ながら、それが本人の努力ややる気の問題と誤解をされることがまだまだ少なくありません。

あなたの「あたし」研究

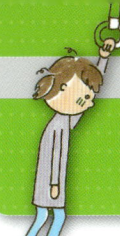

あたし研究 その❼ 視覚編

あこがれの優先席

あたし目線（解説）その⑦ ▶ 84ページ

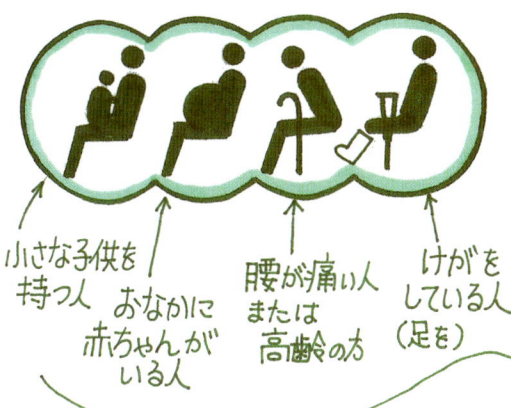

↑小さな子供を持つ人 ↑おなかに赤ちゃんがいる人 ↑腰が痛い人または高齢の方 ↑けがをしている人（足を）

この バスや電車の窓にある絵 これは 視覚にうったえる親切なマークですが……

私は長年このマークをめぐり様々な葛藤をくりひろげてきました

こういう理解をしている私は

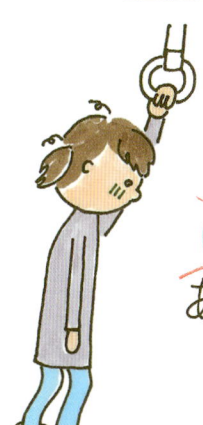

どんなに高熱があってしんどくても

あてはまらないからすわらない

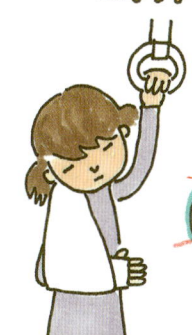

腕を骨折して大変なときも

あてはまらないからすわらない

まつば杖ついているわけじゃないからなぁ……

優先席に**堂々**と座っている若者を見ると

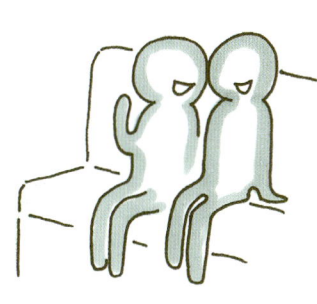

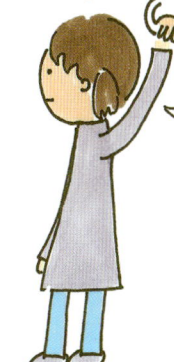

この人たち ふたりとも おなかに赤ちゃんがいるのかなぁ

それとも 腰が痛い人なのかなぁ

と 思っていました

ところが 私にも Chance が
めぐってきた

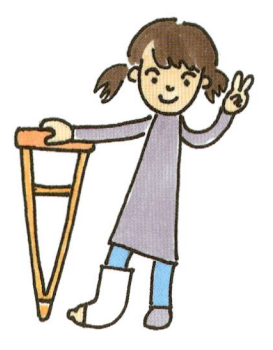
大学時代 部活でケガをし
右足首の靭帯を負傷
絵にあるようなアイテム(マーク)
松葉杖 and ギプス
が そろった

「まさに 私はコレだ！」

はじめて 座ることができた
座れた よろこび というより

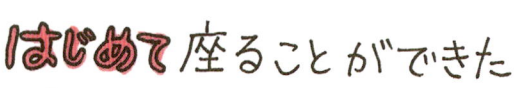
あてはまった ことに 満足

今は これはシンボルで
この絵と 全く同じ 状況/格好でなければ
座れないわけではない ということを 頭では解っている
が
やっぱり 座れない

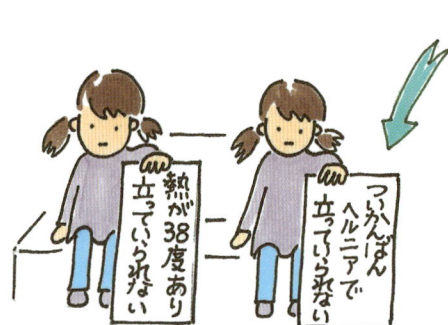
こういう看板でも
持たない限り
座れない と 思う

看板は具体的であればあるほど
安心して 座れる ような気がする

解説　あこがれの優先席

　ASDの人たちの感じ方をとてもよく伝えてくれるエピソードだと思います。もちろん、ASDの人たち全員がこういう理解の仕方をするわけではないのでしょうが、それでもNASDの我々の理解の仕方との違いがとてもわかりやすく示されているのではないでしょうか。小道さんが「優先席のマーク」をこれほど具体的に理解していたことは僕にとっても驚きでした。あれは視覚的なシンボルだから、ASDの人たちにもわかりやすいだろうな、ぐらいにしか思っていませんでしたから。でも、小道さんにとっては、彼女が理解したとおりの具体的な状況に当てはまらない場合には、優先席の対象にならなかったのです。視覚的構造化がASDの人たちに役に立つことを知らない専門家や学校の先生はもういないでしょうが、自分たちがそれをとおして伝えようと思ったことが彼らにどう伝わっているのか、ひょっとすると違うように伝わっているのではないか、というところまできちんと考慮に入れた取り組みがなされているかというと、まだまだ不十分だと思います。我々にとってあたりまえのこと、がASDの人にとってはそうではないことが少なくない、そのことを改めて教えてもらいました。

あなたの「あたし」研究

あたし研究 その⑧ 体の把握

身体編

あたし目線（解説）その⑧ ▶ 88ページ

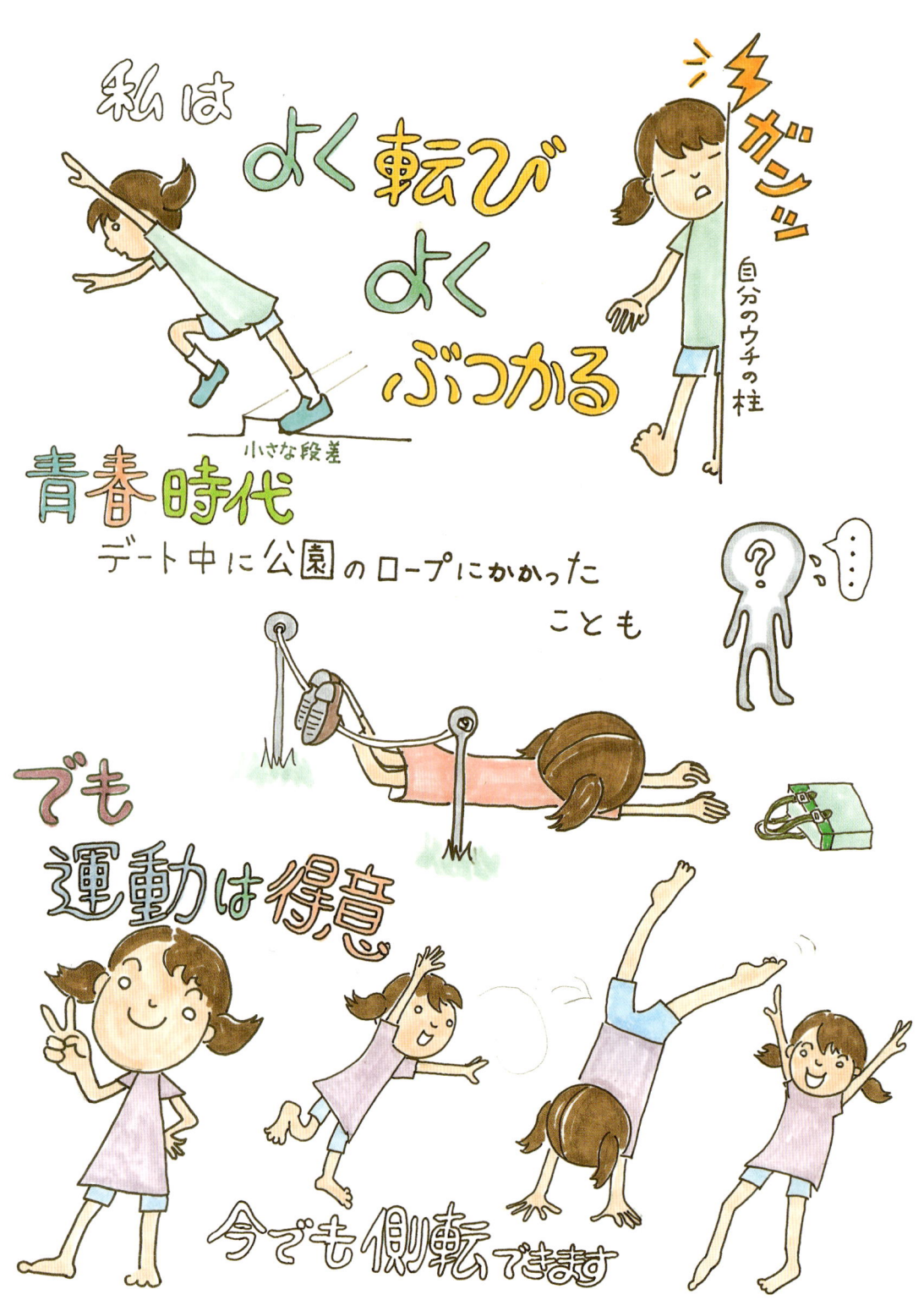

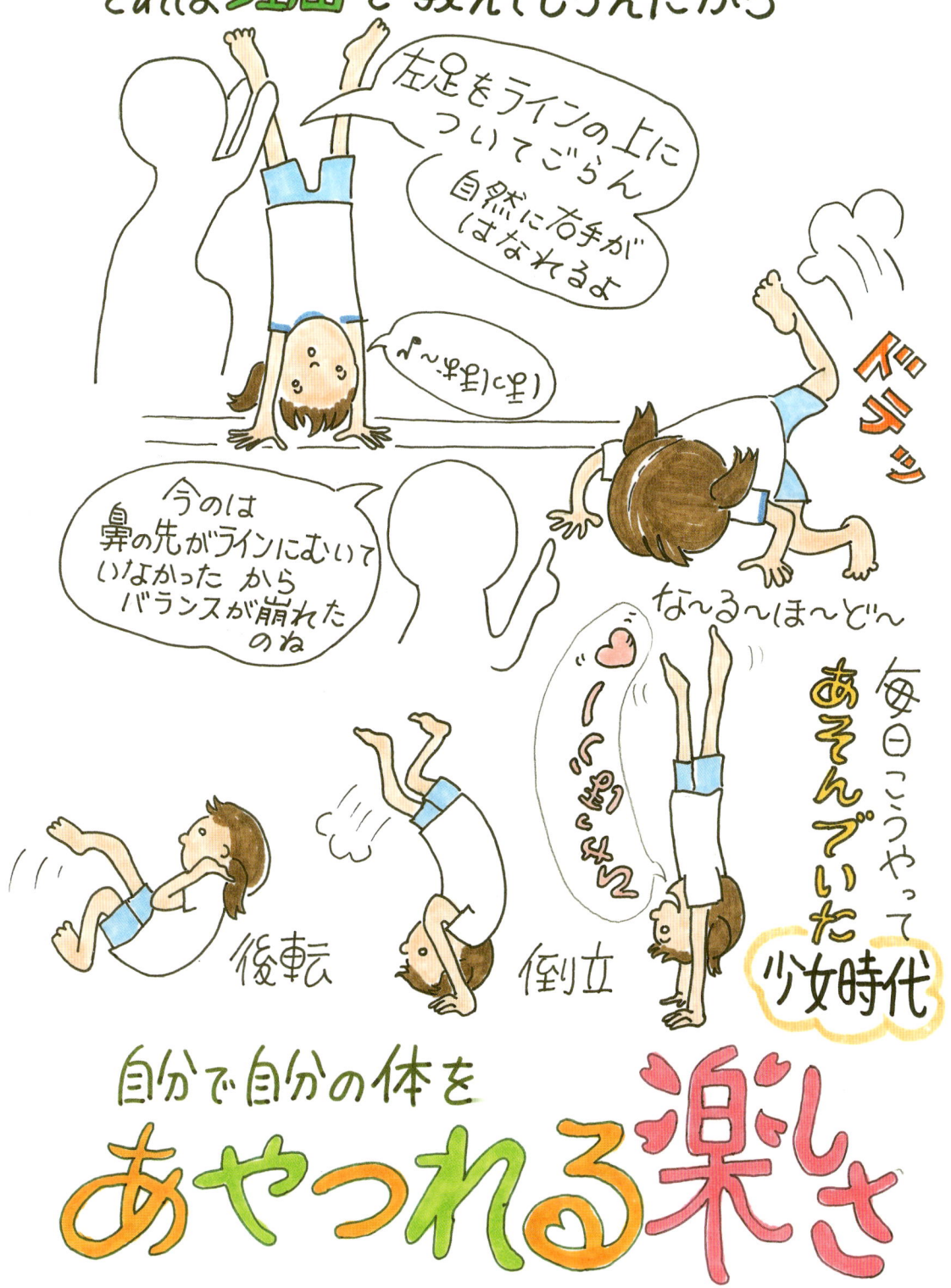

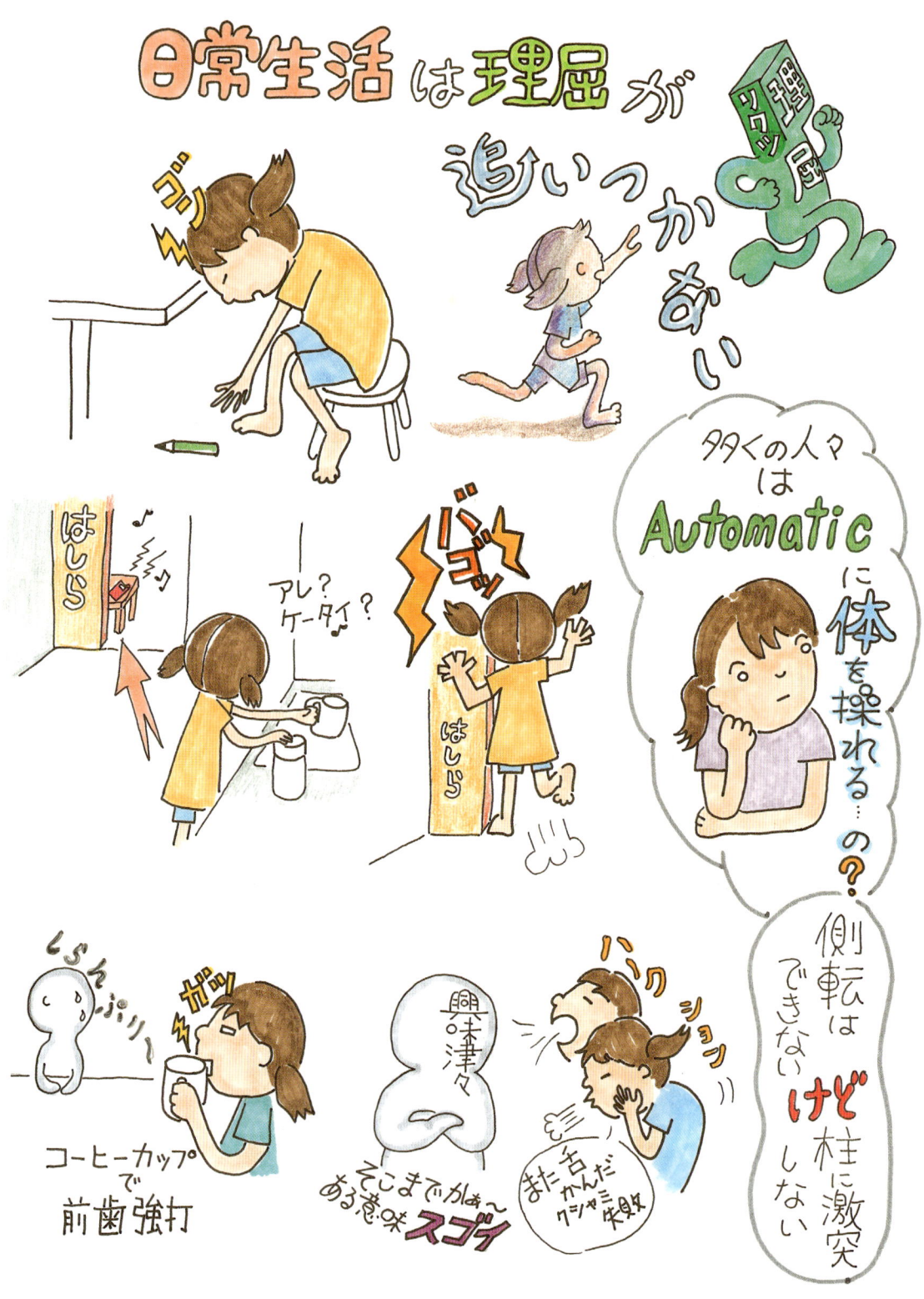

解説　体の把握

　後ほど、「自分という器」のところで身体図式のことについて書いていますが、「だから、ASD の人はみんな運動が苦手」というわけではないようです。なかには小道さんのようにフィギュアスケートまでこなす人もいるんですから。でも、もし小道さんの先生が、見本を見せて、「はい、じゃあこんな感じでやってみて」というタイプの指導をする人だったらどうでしょう。陸上トレーニングの先生のように、具体的にしかも理屈で教えてくれる指導者に出会えたことはとてもよかったことだと思います。彼女が子どもたちに英語を教えるのが好きで、上手なのも、どうすればできるかを理屈で考えるからかもしれません。教える者はみんなそうしてる、と思うかもしれませんが、彼女の授業の準備は徹底しています。時にはそれで疲れきってしまうこともありますが。特別支援学級の先生が彼女ぐらいきちんと準備をしてくれたら、と思ったりします。運動は、ASD の人たちにとって、余暇スキルとしても、ストレスマネージメントの方法としてもとても有効です。ただ、集団競技は運動以外の要素が入ってくるため難しい場合が少なくありません。

　それでも「日常生活は理屈が追いつかない」のは、描かれてあるとおりで、このあたりが身体図式の問題です。

あなたの「あたし」研究

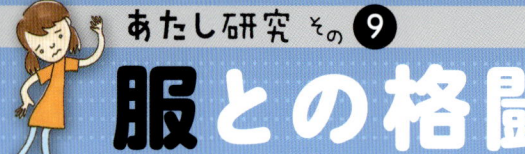

あたし研究 その⑨ 　身体編

服との格闘

あたし目線（解説）その⑨ ▶ 90ページ

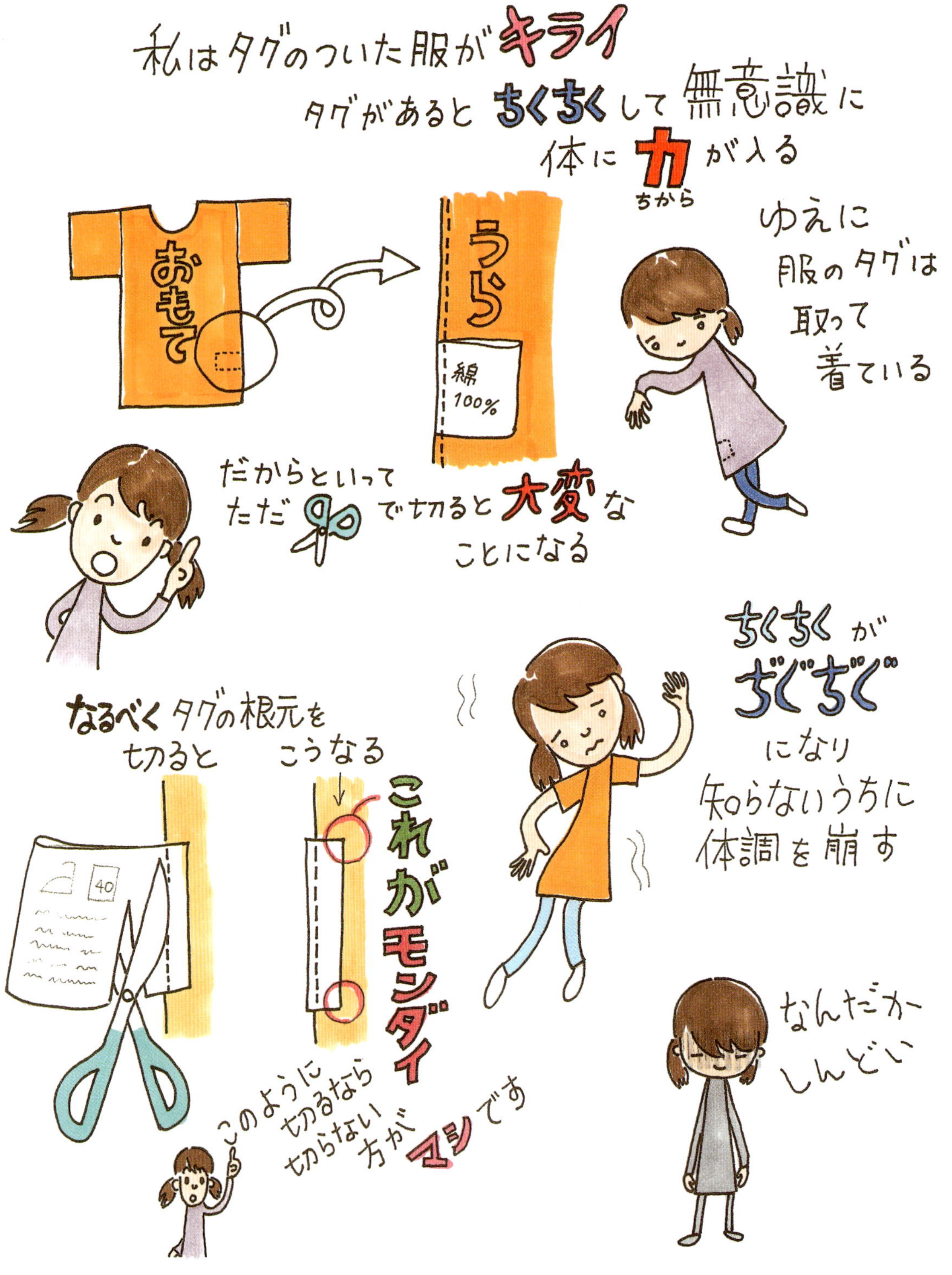

私はタグのついた服が **キライ**
タグがあると **ちくちく** して 無意識に
体に **力（ちから）** が入る

ゆえに
服のタグは
取って
着ている

おもて → うら（綿100％）

だからといって
ただ ✂ で切ると **大変** な
ことになる

なるべく タグの根元を 切ると こうなる
これがモンダイ

ちくちく が
ぢぐぢぐ
になり
知らないうちに
体調を崩す

このように
切るなら
切らない方が **マシ** です

なんだか
しんどい

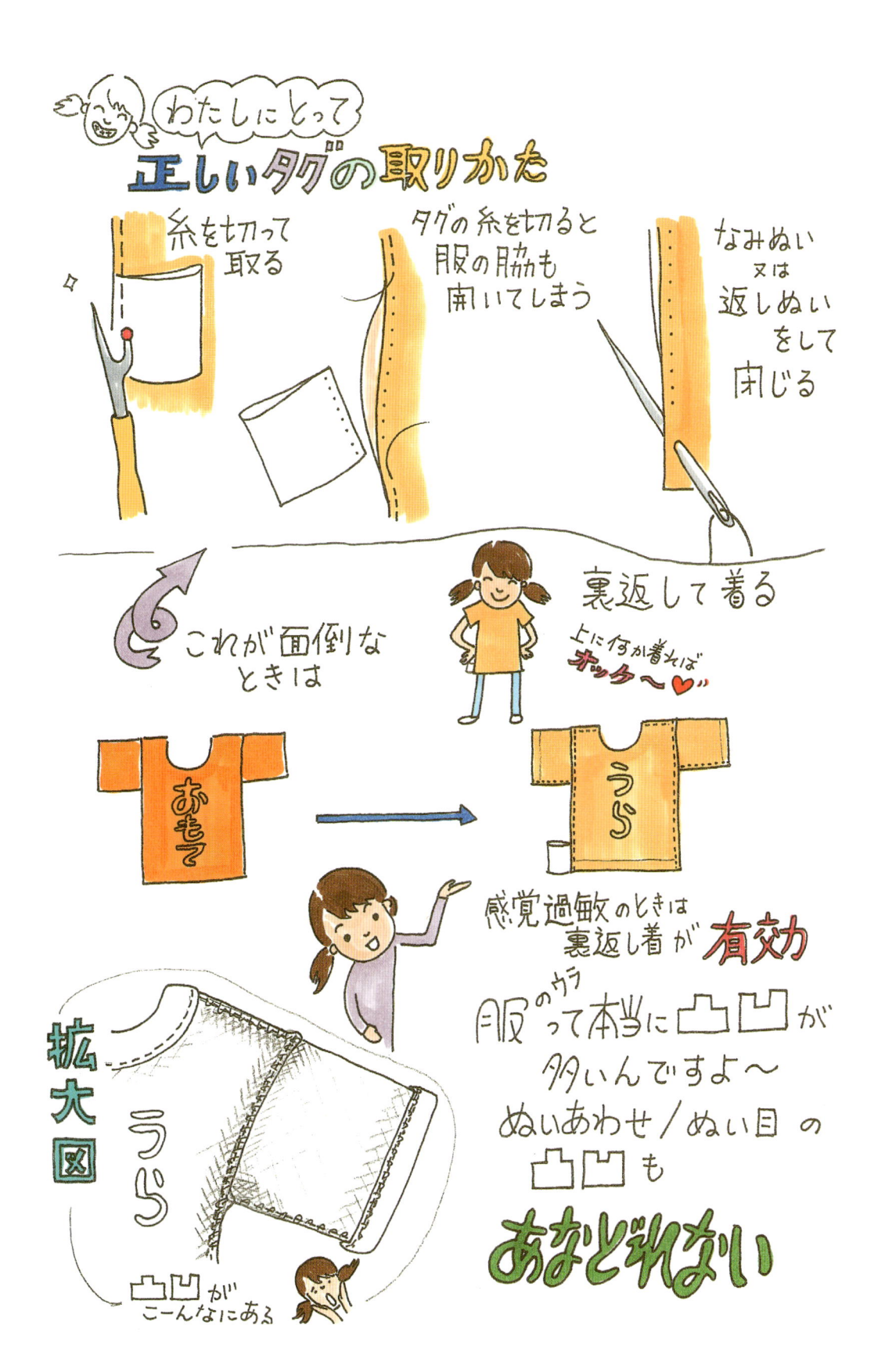

わたしにとって正しいタグの取りかた

糸を切って取る

タグの糸を切ると服の脇も開いてしまう

なみぬい又は返しぬいをして閉じる

これが面倒なときは

裏返して着る
上に何か着ればオッケ〜♥

おもて → うら

感覚過敏のときは裏返し着が**有効**

服のウラって本当に凸凹が多いんですよ〜
ぬいあわせ／ぬい目の凸凹も

あなどれない

拡大図 うら

凸凹がこーんなにある

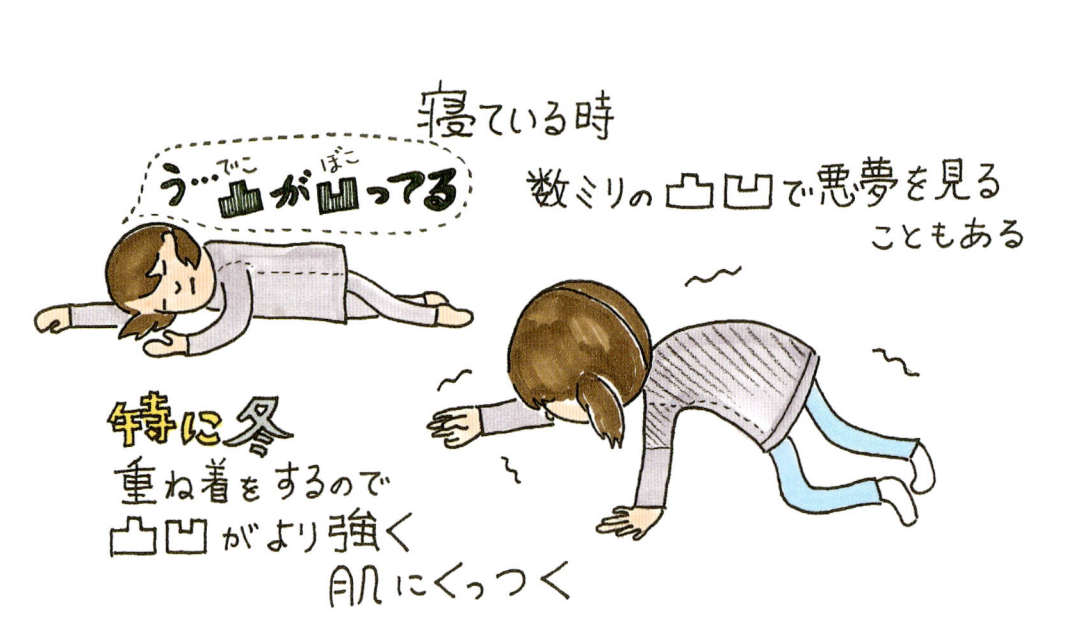

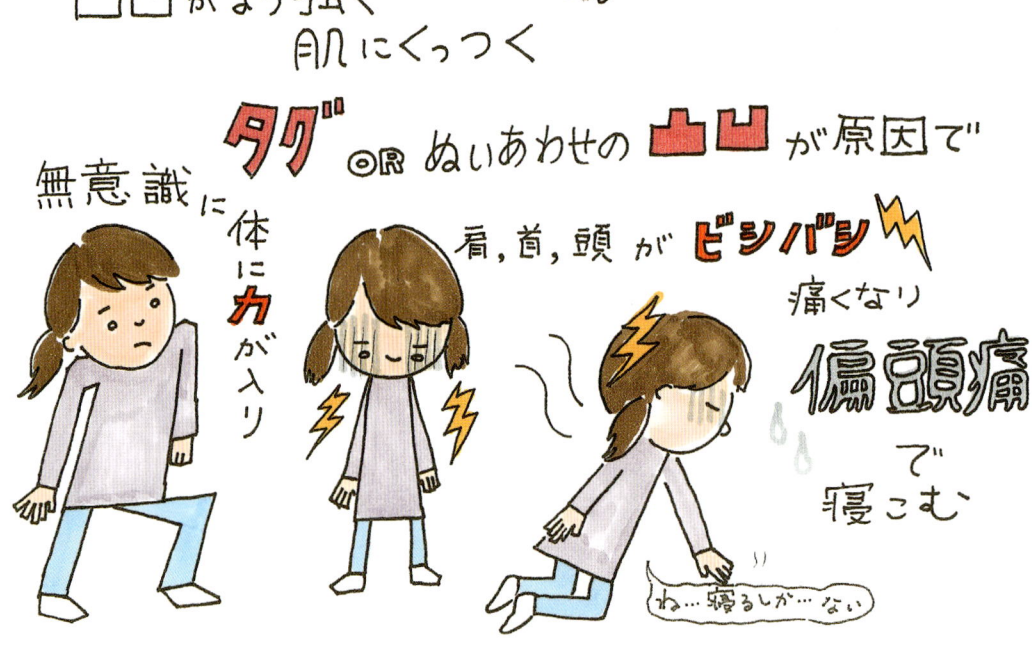

寝ている時
う…でこが凸凹ってる
数ミリの凸凹で悪夢を見ることもある

特に冬
重ね着をするので
凸凹がより強く
肌にくっつく

タグ OR ぬいあわせの 凸凹 が原因で

無意識に体に力が入り

肩,首,頭が ビシバシ 痛くなり

偏頭痛 で 寝こむ

ね…寝るしか…ない

このこと（体調不良のメカニズム）に 気づいたのは 2年前くらい
それまでは 鍛えれば 克服 できる と思っていた
モンダイに 気づく ことが 大事 みたいです

それがなかなかムズカシいんだけども…

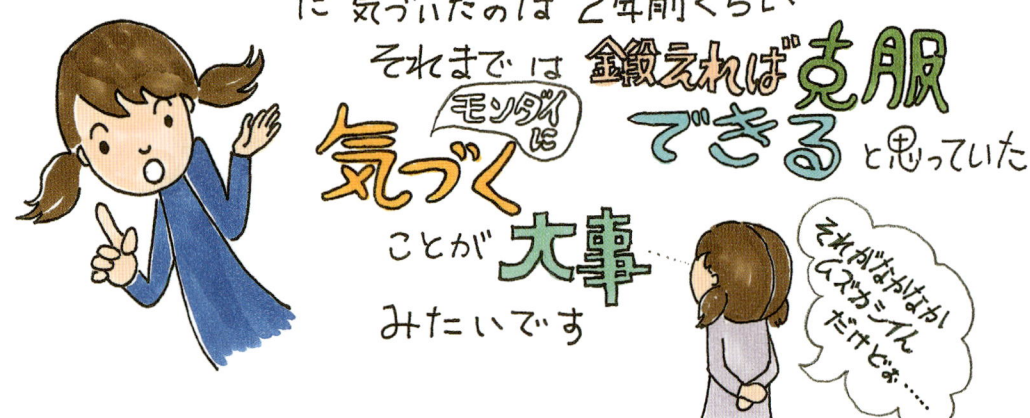

解説　服との格闘

　ASDの人たちの感覚過敏のことは、特に聴覚過敏、特定の音に強い不快を感じることでよく知られています。比較的多いのは掃除機、空港やデパートのトイレにある風で手を乾かす機械の音、赤ん坊の泣き声などです。本当に敏感な人では、テレビの画面が消えていても主電源が入っている音に反応する、などということもあります。感覚過敏の問題は聴覚だけには限りません。小道さんがここに描いてくれたような、触覚の過敏さをもったASDの人たちもたくさんいます。タグの話は、僕のような仕事をしていると日常的に聞くことです。これも、小道さんが描いていることですが、我慢すれば何とかなるようなものではありません。それがどれほど大変で、どれほど苦痛であるか、「体調不良のメカニズム」でよくわかります。味覚でも同じことは起こり得ます。だから、偏食指導、と称して行われていることが、むしろ子どもの成長を阻害している可能性だってあるわけです。「固定観念から解放される必要がある」のは、日々ASDの人たちと一緒に仕事をしている我々のほうではないでしょうか。

あなたの「あたし」研究

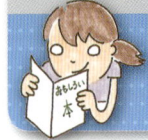

あたし研究 その⑩ マニュアル操作

身体編

あたし目線（解説）その⑩ ▶ 93ページ

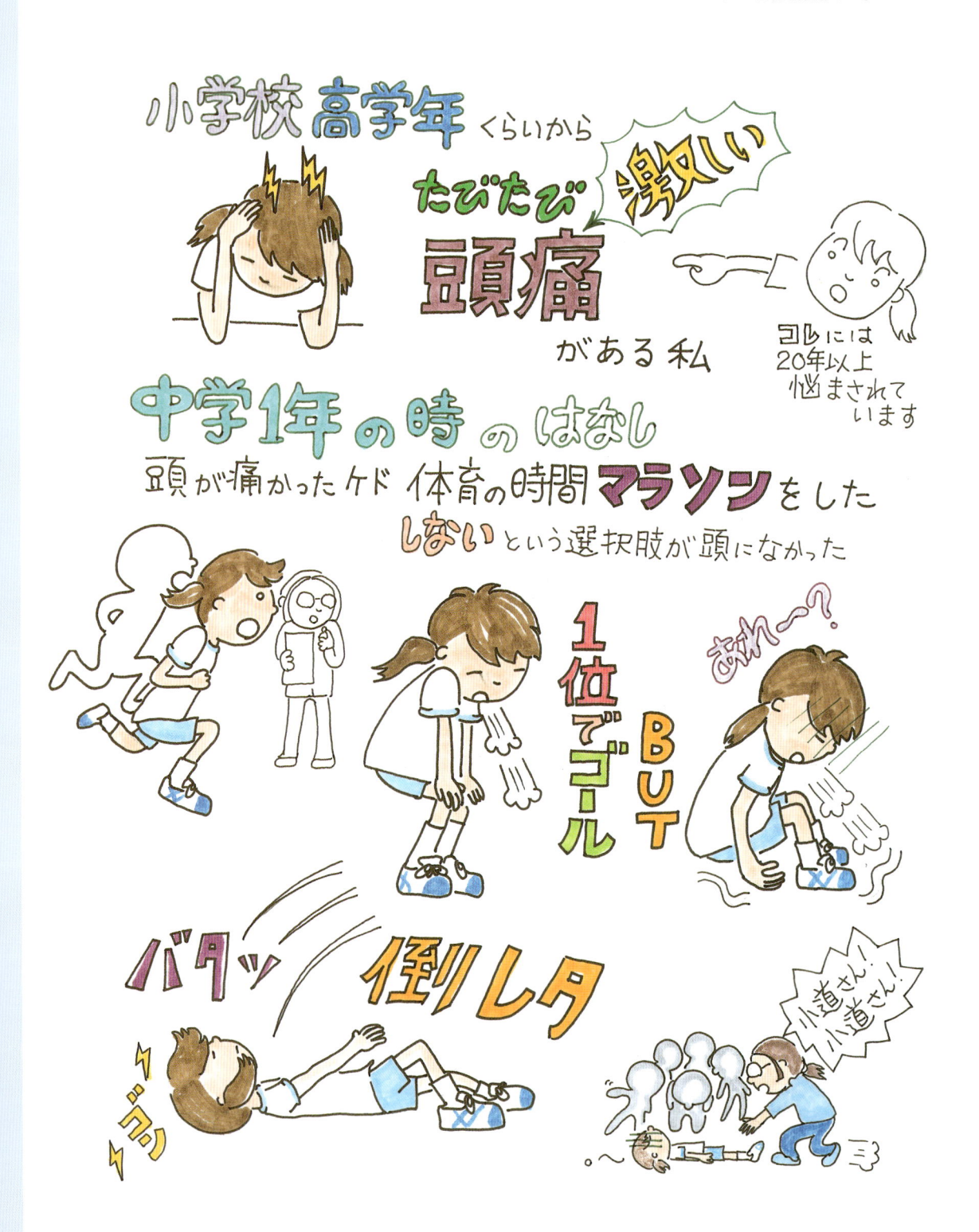

小学校高学年くらいから たびたび **激しい 頭痛** がある私

コレには20年以上悩まされています

中学1年の時のはなし
頭が痛かったケド 体育の時間 **マラソン** をした
しないという選択肢が頭になかった

1位でゴール

BUT

あれ～？

バタッ 倒レタ

小道さん！小道さん！

母が先生に呼ばれ
病院で検査することに……

聞いたら時々頭痛があるみたいですよ 一度大きな病院で診てもらった方が……

どーして

頭痛いのに走ったの！

……

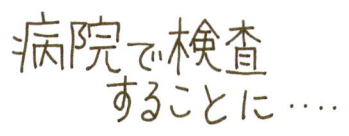

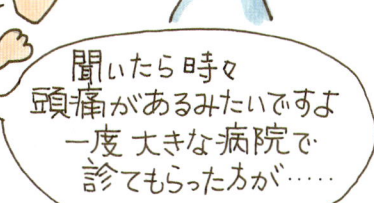

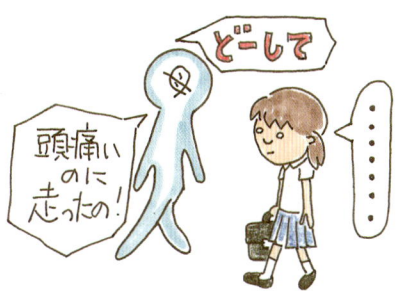

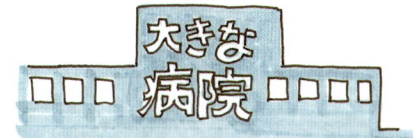

大きな病院

いろんな検査をしたケド

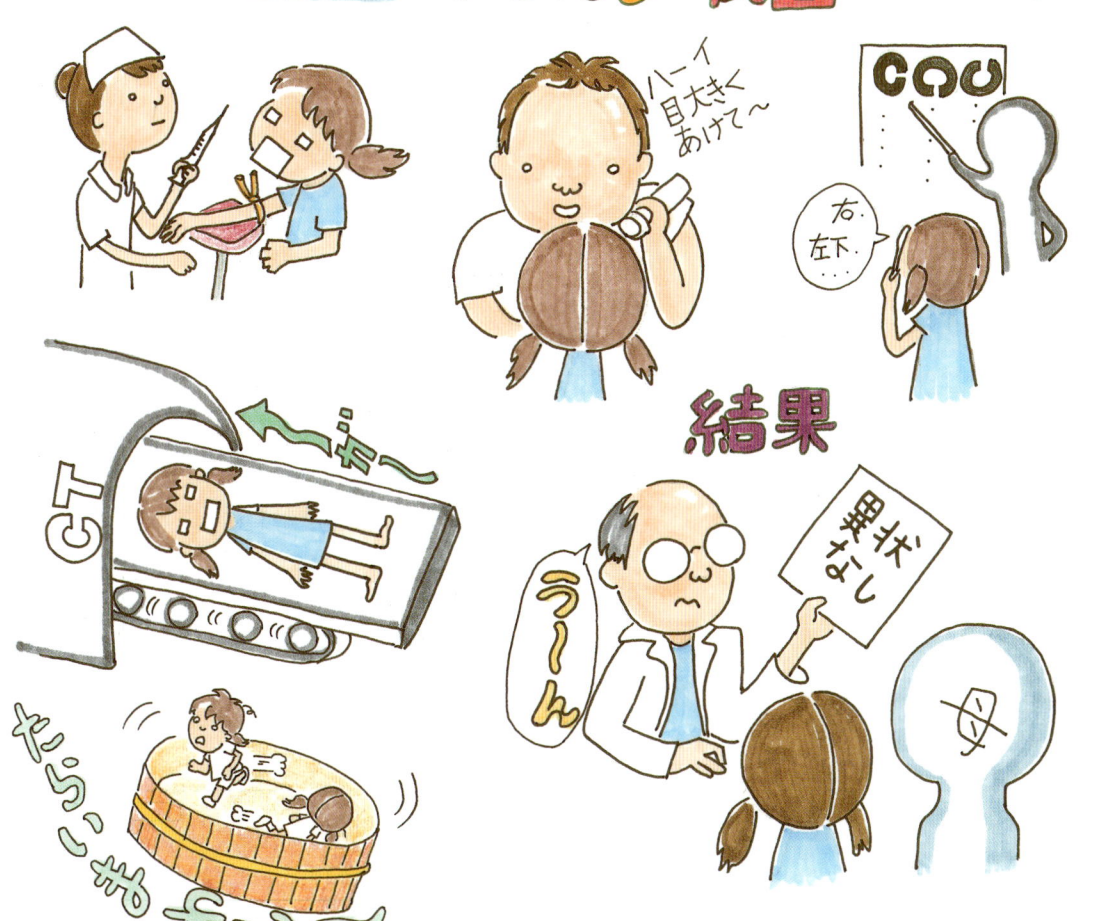

ハーイ目大きくあけて〜

右 左

CT

結果

異常なし

うーん

たらい考

母

「ちょっと歩いてみて」

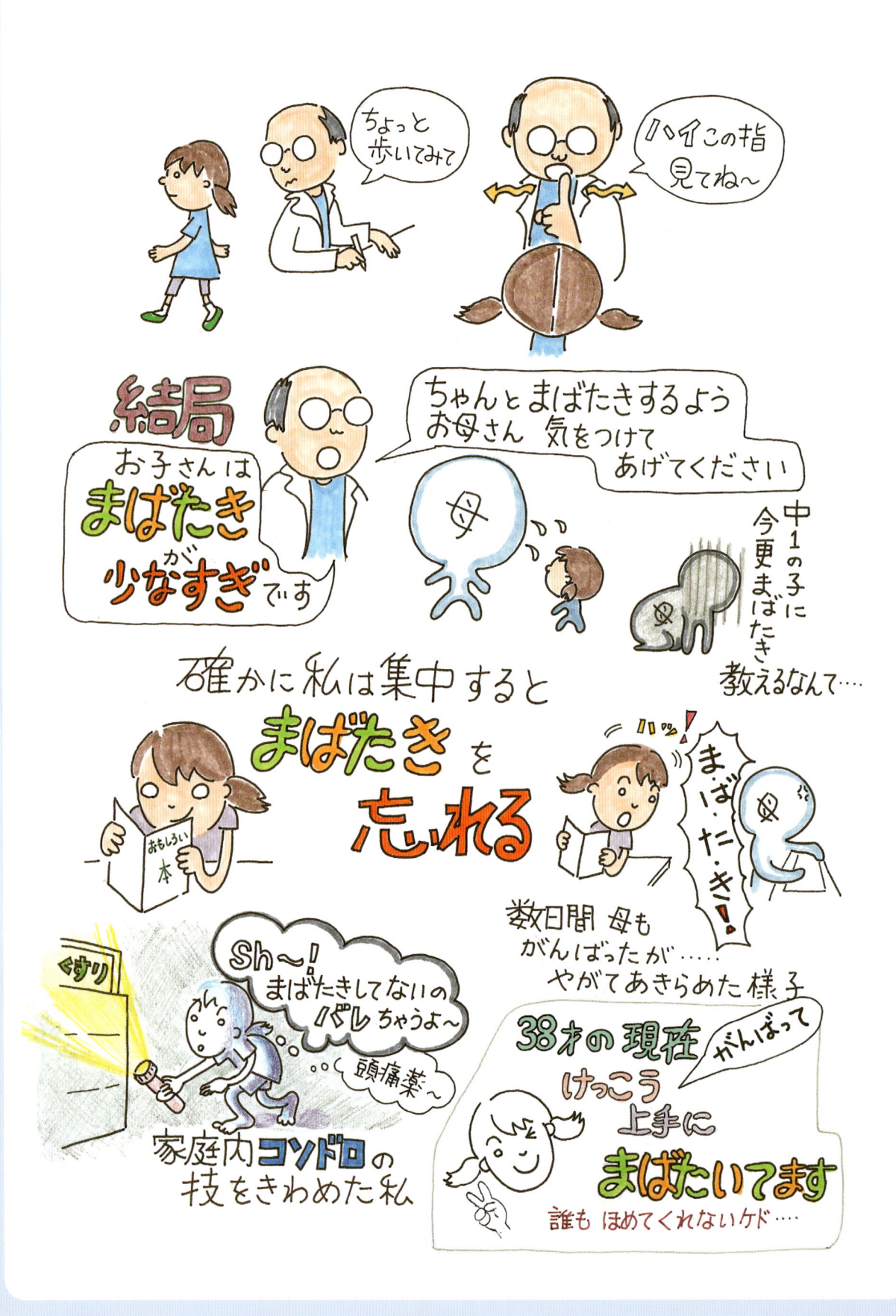

「ハイこの指見てね〜」

結局「お子さんはまばたきが少なすぎです」

「ちゃんとまばたきするようお母さん 気をつけてあげてください」

母

中1の子に今更まばたき教えるなんて…

確かに私は集中すると **まばたき**を**忘れる**

ハッ！ ま・ば・た・き！

数日間 母もがんばったが……やがてあきらめた様子

Sh〜！ まばたきしてないのバレちゃうよ〜
…頭痛薬〜
くすり
家庭内コソドロの技をきわめた私

38才の現在 がんばって けっこう上手に**まばたいてます**
誰も ほめてくれないケド…

解説　マニュアル操作

　NASD の我々が無意識に、自動的（オートマチック）にできていることが、ASD の小道さんには難しいことがある、ということが描かれています。イラストにある「まばたき」のことは、ASD の人たちみんなに当てはまることではないかもしれませんが、少なくとも小道さんの場合、何かに集中するとまばたきの回数が極端に減ってしまいます。それが人によっては、歩く時の手や足の動かし方のぎこちなさであったり、無意識に姿勢を変えることができないので体が固まってしまったり、といろいろな現れ方をしますが、要するにこれらのことは、ASD の人たちの「がんばりが足りない」からではなくて、彼らの特性から来るものだ、ということです。診断がついたことによって「困難なことを無理して乗り切ろうとするのではなく、困難なことをなるべく減らす」という工夫をするようになった、と小道さんは書いていますが（「あたし目線（解説）」その⑩▶96 ページ）、これはとても大切なことです。ASD の人たちが自分の特性を理解してそれを生かしながら前向きに人生を切り開いていくためには、周囲にいる我々がそのことに気づき、その特性に応じた環境を整えること、そして、そのことを通して、自分の特性についての ASD の人たちの自己認知を支援していくことが必要です。

あなたの「あたし」研究

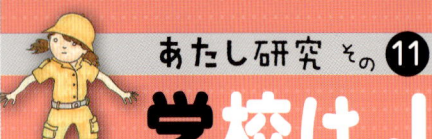

あたし研究 その⑪　　　　　　　　　　　学校編
学校はJungleのようでした

あたし目線（解説）その⑪ ▶ 97ページ

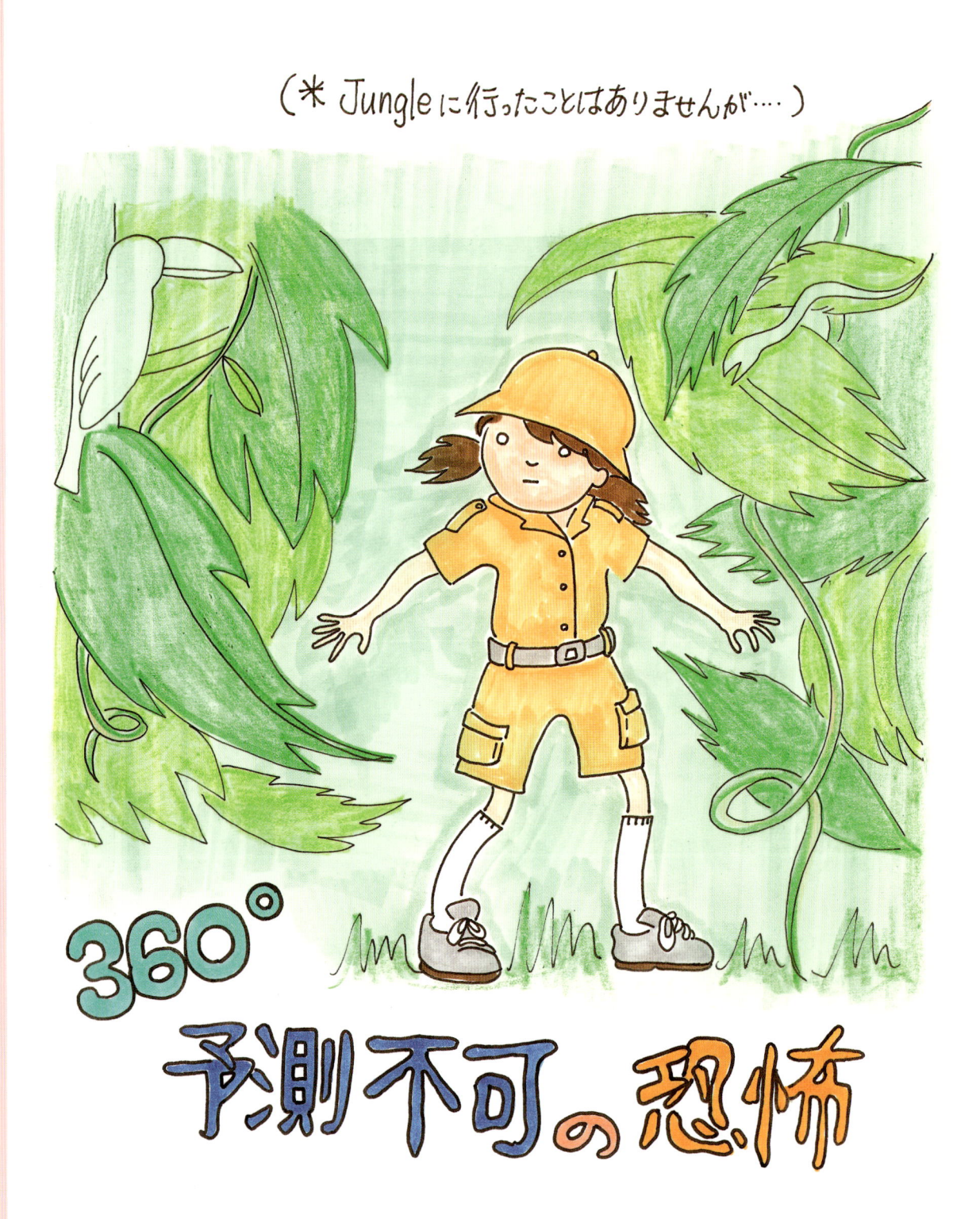

（＊Jungleに行ったことはありません が……）

360°
予測不可の恐怖

突然耳に入る大きな音

キャー!! カワイイー!

ウワ～ホント!!

コラ!! チャントスワリナサイ

音が心に刺さって痛い

自分に向けられた言葉じゃなくても痛みは同じ

ガオー

な、なんで怒ってるの？

学校編

先生は大忙し

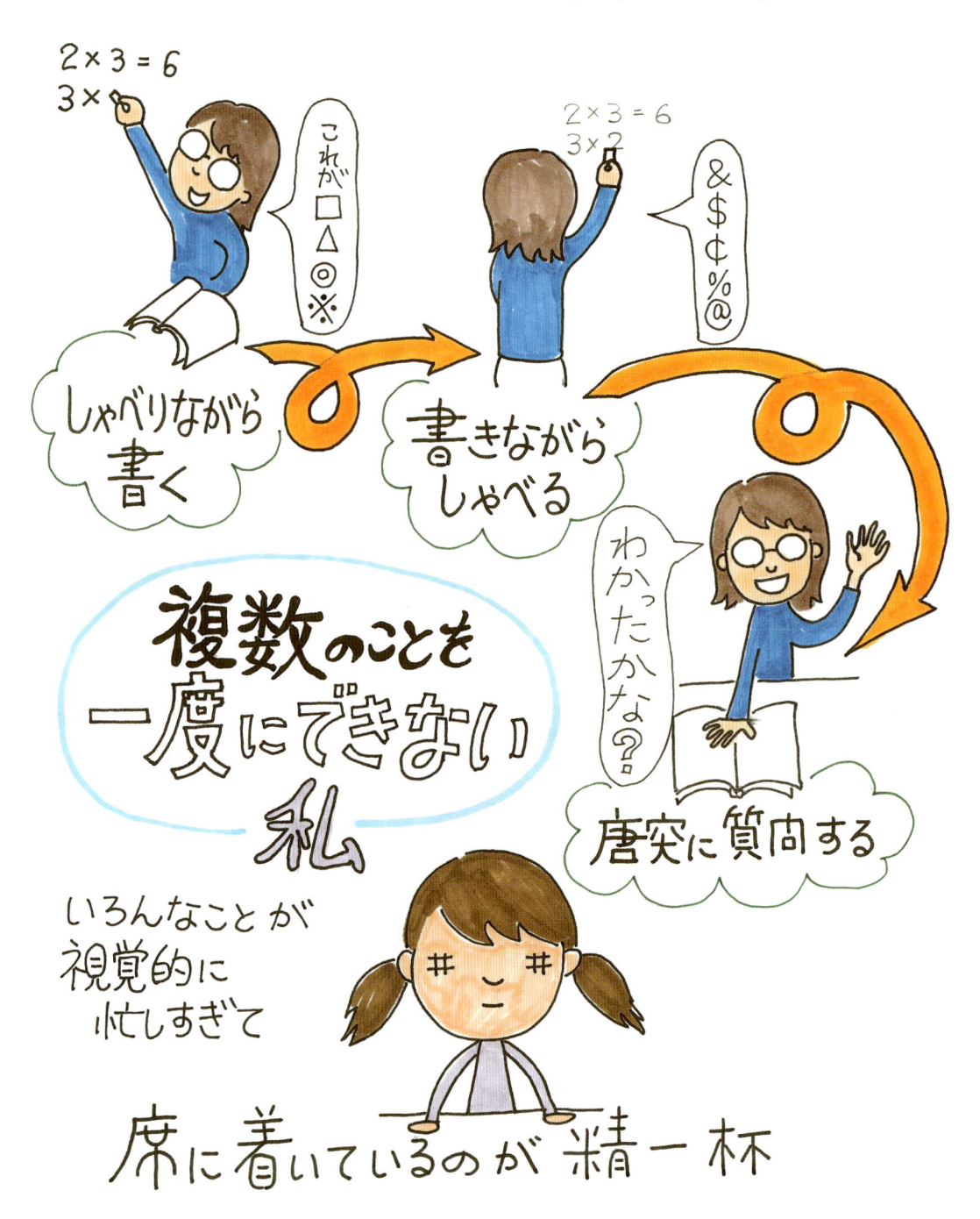

2×3=6
3×
これが□△◎※

しゃべりながら書く

2×3=6
3×2
&$¢%@

書きながらしゃべる

わかったかな？

唐突に質問する

複数のことを
一度にできない
私

いろんなことが
視覚的に
忙しすぎて

席に着いているのが精一杯

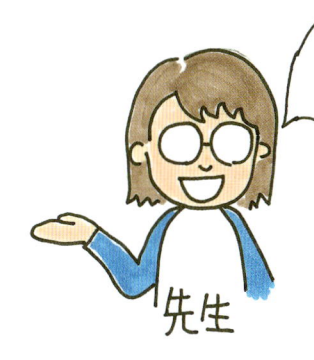

「今日は避難訓練の日です。すみやかに行動してください。」

先生

どうすればいいのかわからない

何時にあるのかわからない

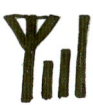

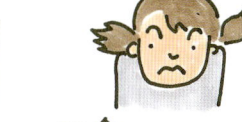

注意アンテナ万全

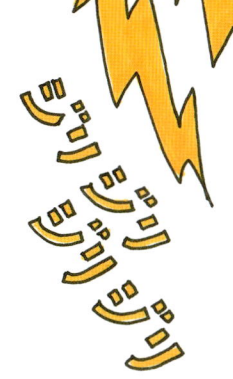

何が起るかわからない

朝から超緊張状態。

ジリジリジリ

パニック

「小道さん！何してるの！」

できれば避難訓練の訓練をしたいくらい

口頭での説明は 消えてしまう 煙のごとく

頭の引き出しに 入れようがない

一方、視覚にうったえるものなら

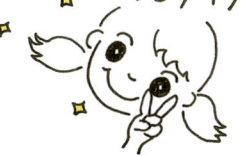

簡単に脳に保管できる

解　説　学校はJungleのようでした

　この本をお読みの学校の先生たちにぜひわかっていただきたいこと。ASDの子どもたちにとって、特性に合った配慮のない学校は、ジャングルだ、ということです。ジャングルでは危険は見えません。だから、予測ができません。突然何かが飛び出したり、襲いかかってきたりするので、とても疲れるし、不安になります。具体的な中身については小道さんのイラストと文章にあるとおりです。そこに毎日通わなければいけないことのしんどさに、どうか想像力を働かせてください。

　「音が痛い」という表現を小道さんだけでなく、何人ものASDの人から聞いたことがあります。単に「うるさい」とかいう感じではないそうです。「意味と理由がわからないと混乱する」という話も多くの人から似たようなことを聞きました。「よくわからないけど、なんとなくわかる」ということが、とても"よくわからない"そうです。時にはその"よくわからない"ことがどうして判らないのか、と怒られたりして大変なのだそうです。

　学校の先生のしていることは本当にマルチタスクですばらしいと思うのですが、ASDの子どもたちには小道さんのように先生のすることに見とれて（あるいは、混乱して）、授業の中で先生が教えたいことには注意を向けられていない子がいるかもしれません。

　「困難をかかえている子が、今、何に困っていて、どんな気持ちでいるのか、気持ちに寄り添う」ためにASDの人たちの感じ方・考え方を理解することは絶対に必要な前提条件です。それを抜きにした支援は、ASDの人たちにとってはむしろ耐えがたい苦痛である、ということを覚えておいてください。

あなたの「あたし」研究

あたし研究 その⑫ いじめって何？

学校編

あたし目線（解説）その⑫ ▶ 100ページ

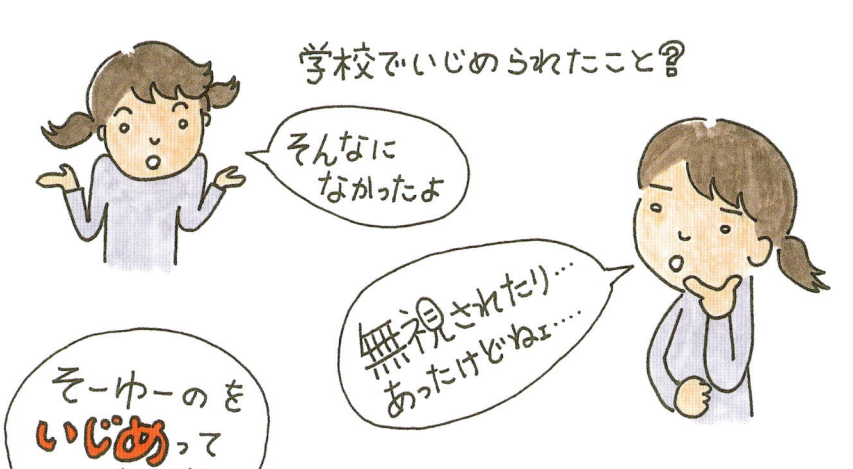

「学校でいじめられたこと？」
「そんなになかったよ」

「無視されたり…あったけどねェ…」

「そーゆーのを **いじめ** っていうんだよ」

大人になってよ〜っく考え思い出してみるまで気がつかなかった…。

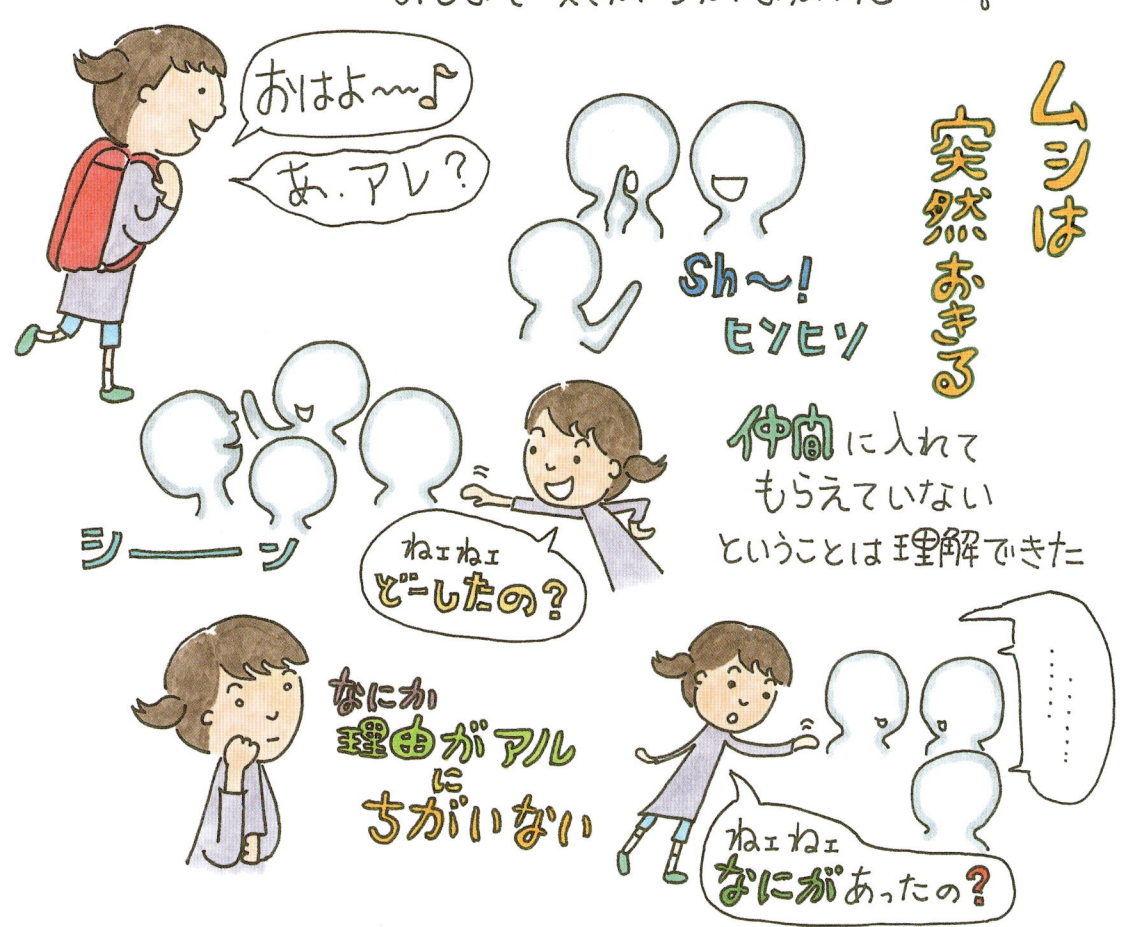

「おはよ〜♪」
「あ.アレ？」

「Sh〜！ヒソヒソ」

ムシは突然おきる

「シーーン」

「ねェねェ どーしたの？」

仲間に入れてもらえていないということは理解できた

なにか 理由がアル に ちがいない

「ねェねェ なにがあったの？」

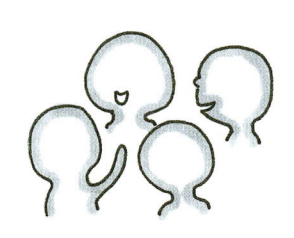

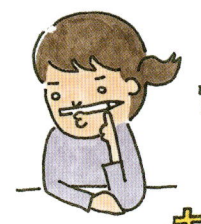

どんなカラクリになってるんだ？
名探偵 迷探偵？気分
ホシの動きをつぶさに観察

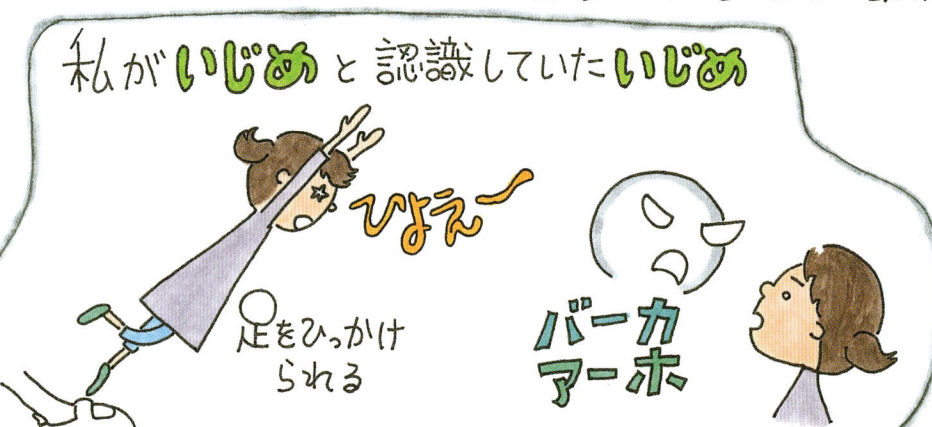

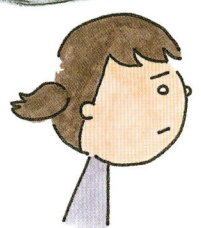

私がいじめと認識していたいじめ

ひょえ〜
足をひっかけられる

バーカ
アーホ

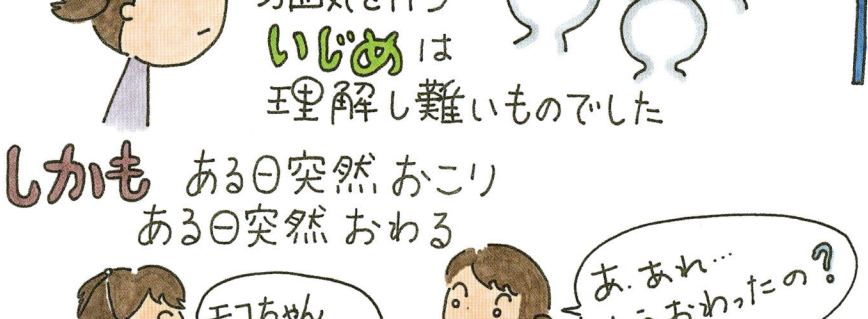

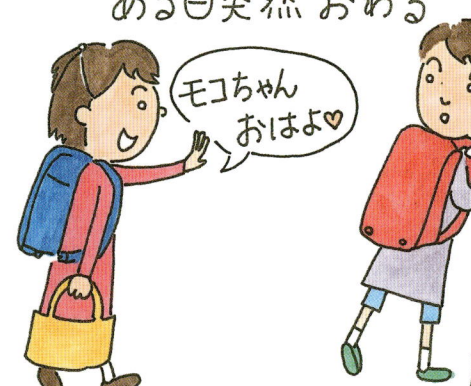

ムシという雰囲気を伴ういじめは理解し難いものでした

ムシー

しかも ある日突然 おこり
ある日突然 おわる

モコちゃん
おはよ♡

あ、あれ…
もうおわったの？

まるで地震のようでした
カラクリがよく解らないケド
起こる時は起こる
そして、やむ

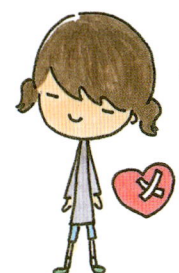

心が傷つかなかったわけではない

今、思い出して傷ついてます

なんせ 学校は Jungle
何があっても不思議ではナイ

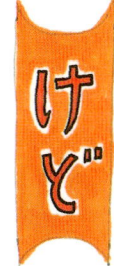

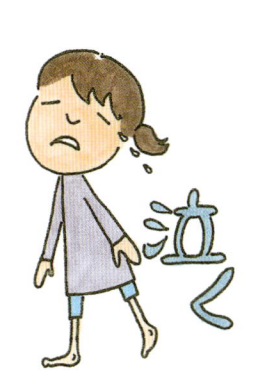

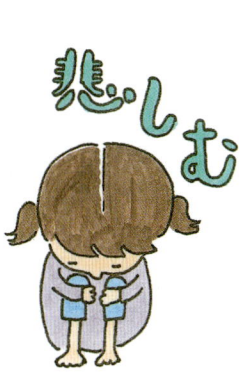

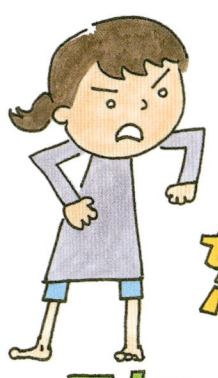

けど

泣く　悲しむ　怒る

こういう感情にいたらなかった ワケは……

只今解明中

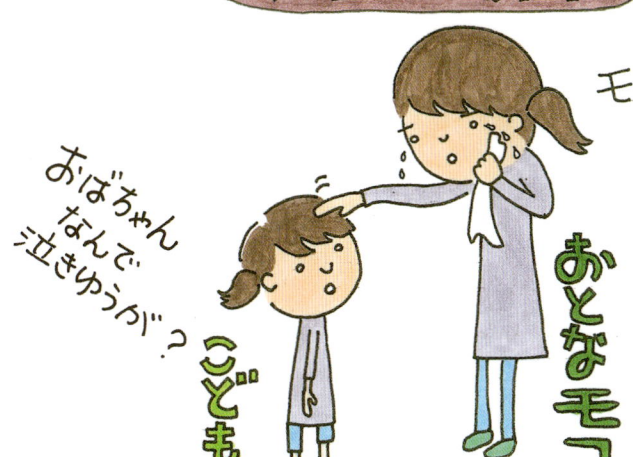

モコちゃん大変だったね〜。

おばちゃんなんで泣きゆうが？

こどもモコ　おとなモコ

ホント なんで いじめ なんか 起きるの？

> **解 説　いじめって何？**
>
> 　ASD の子どもたちと付き合ってきて、悲しいけれど本当によく遭遇するのが、このいじめの問題です。特に、知的に遅れがなく、通常学級で過ごしている子どもたち（小道さんもそうでした）は、ほとんど全員が何らかの形でいじめに遭っていると思います。そして、その当事者の子どもたちがそれをいじめと気がついていないかもしれない、ということもよく感じることです。ASD の人たちの特性のひとつとして、相手の言動の後ろに隠れている（"後ろに隠れている"ので見えません）考えや意図を読むこと（認知心理学で「心の理論」といわれるものです）が苦手である、ということがあります。ASD の子どもたちは、いじめている側の意図が見えないので、からかわれたりいじめられたりしても、それを「遊んでくれている」と理解してしまう場合もあるくらいです。
>
> 　でも、ASD の子どもたちの「心の理論」も彼らなりに発達をします。そしてある日、「あれはいじめられていたんだ」と気がつくこともあります。そうなると、記憶が具体的で鮮明であるだけに（これも ASD の人の特性のひとつです）、とてもつらいことになります。頭に突然そのことが浮かんできてどうしようもなくなって、感情の恐慌状態になってしまう場合もあります。こうなると、PTSD（外傷後ストレス障害）と変わるところがありません。
>
> 　いじめは、まず、いじめた側にきちんと対処することが非常に大切です。その上で、いじめられた子の感じ方や気持ちに寄り添いながらケアをしていく必要があります。性急に事態を解決しようとして、両者を呼び出してあやまらせたり、いきなりクラス全体や全校集会で報告したりしては、余計にいじめを陰湿なものにしてしまう可能性がありますし、いじめられている ASD の子どもを混乱させてしまうことも考えられます。対策をきちんと準備して行動計画を練った上で、できるだけ速やかに対応していくことが求められると思います。

あなたの「あたし」研究

....
....
....
....
....

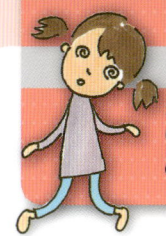

あたし研究 その⑬　　　　　　　　　　　　　　　　　　　学校編
私を救ったにゃんころりん

あたし目線（解説）その⑬ ▶ 103ページ

小学生の頃 私は
毎日のように忘れものをして
毎日のように怒られていた

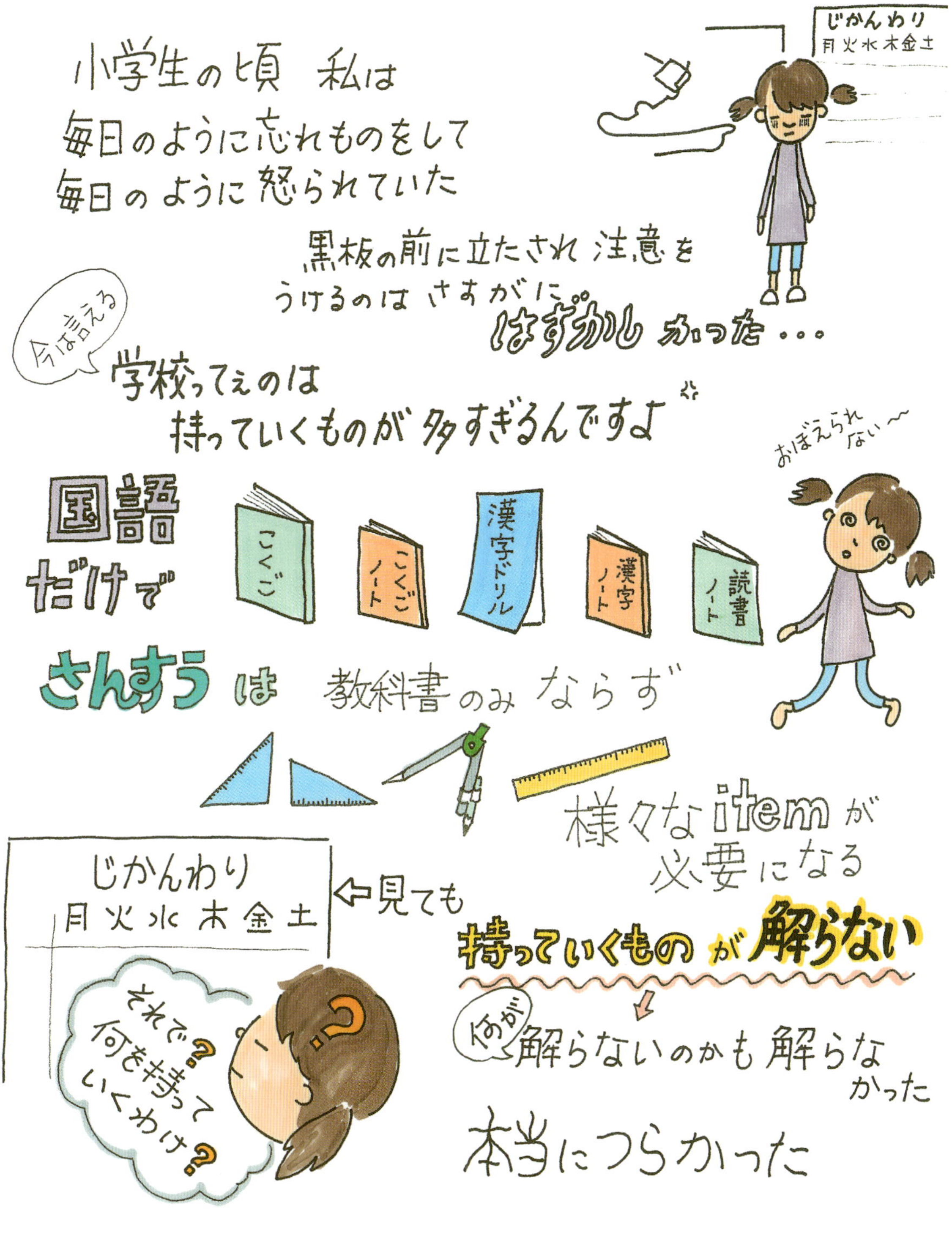

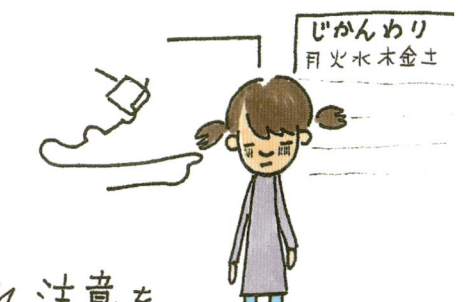

黒板の前に立たされ 注意を
うけるのは さすがに
はずかしかった…

（今は言える）
学校ってぇのは
持っていくものが 多すぎるんですよ

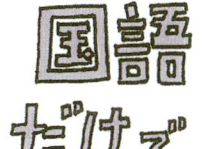

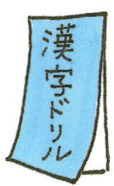

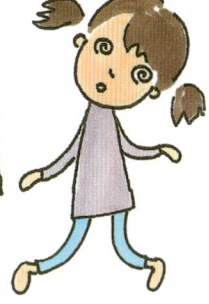

国語だけで
［こくご］［こくごノート］［漢字ドリル］［漢字ノート］［読書ノート］

（おぼえられない～）

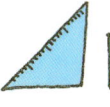

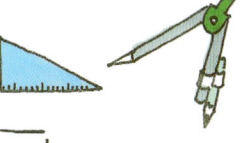

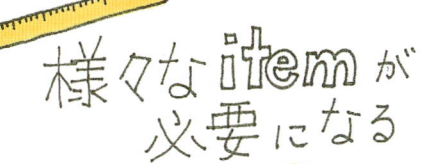

さんすう は 教科書のみ ならず

様々な item が
必要になる

［じかんわり 月火水木金土］← 見ても

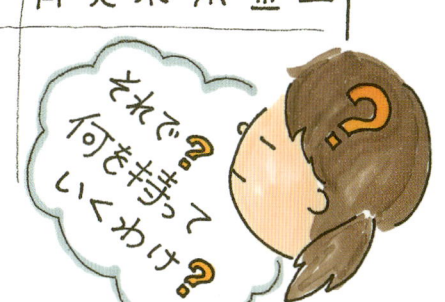

持っていくもの が 解らない
↓
（なにが）解らないのかも 解らなかった

（それで？何を持っていくわけ？）

本当につらかった

忘れもの大臣の汚名を着せられた私は子供ごろに毎日うちのめされていました
そんな頃に出会った**マンガ**

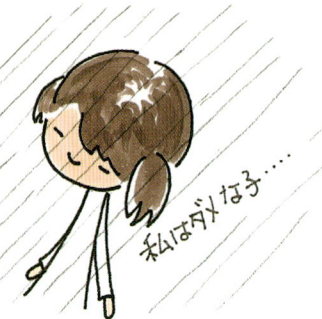

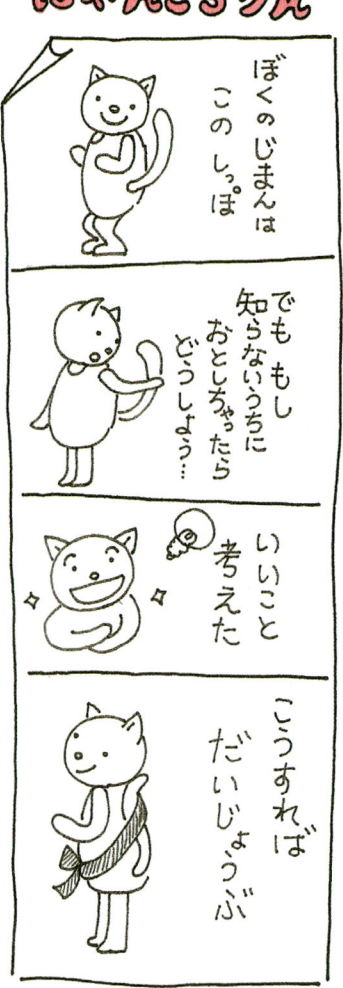

私はダメなる…

にゃんころりん

ぼくのじまんはこのしっぽ

でももし知らないうちにおとしちゃったらどうしよう…

いいこと考えた

こうすればだいじょうぶ

にゃんころりんもがんばっているのね

私もがんばろう♡

私に**工夫**の**天使**がまいおりた

これでカンペキ

全部持って歩く日々が始まった

→紙袋
私が持っているカバン(?)で一番大きかった

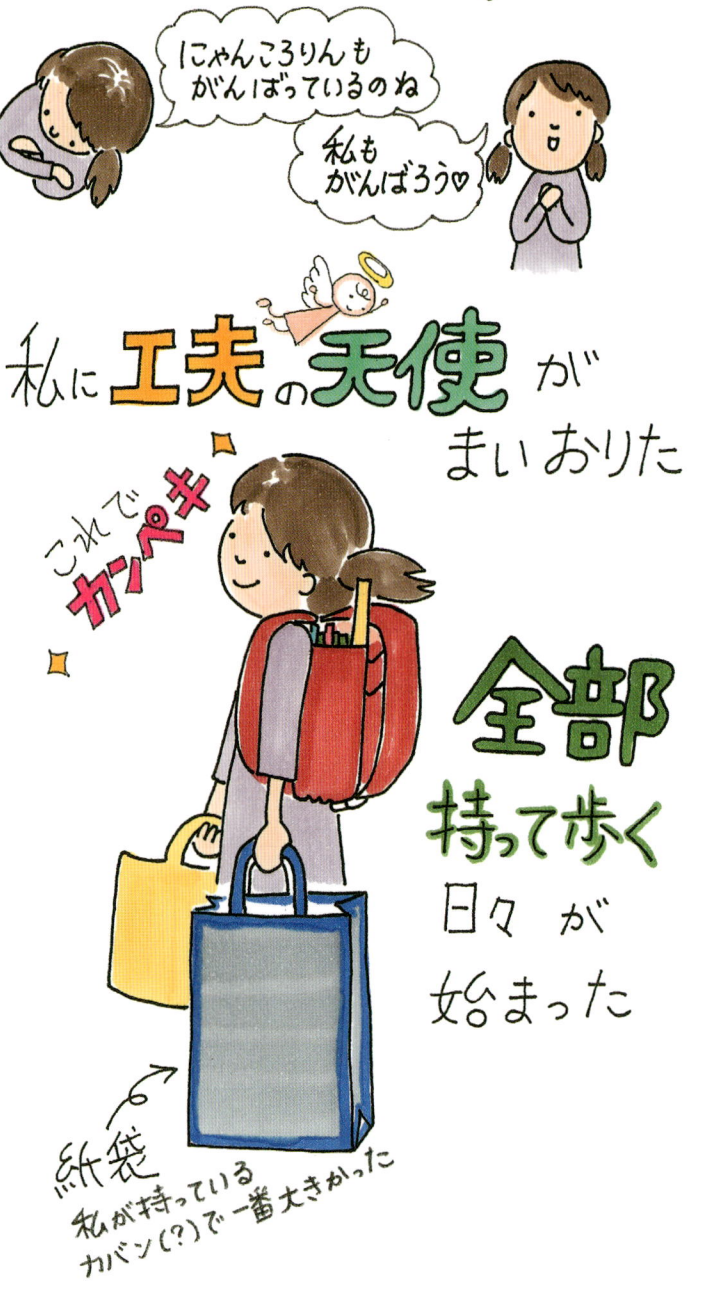

解説　私を救ったにゃんころりん

　忘れ物、というのはASDの人たちのいろんな特性からとてもよく起こる問題です。言われただけでは忘れてしまいやすい、今授業でやっていることのためには何が必要なのかを選ぶのが難しい、昨日必要だったものは今日も必要なのかを判断するのが難しい、いろんなことが関わってきます。「もし〜だったら、〜を持っていく（〜をする）」、よく"if 〜 then 〜"ルールといわれる認知機能（実行機能といわれる脳の機能に関わるものだといわれています）を働かせることが苦手であることにも影響されていると考えられます。このことも、その特性を無視して、怠けている、努力が足りないというだけでは何の解決にもなりません。何が必要なのかがひと目でわかる視覚的な手がかりとなるものがあると、ASDの子どもたちはとても助かります。チェックリスト、色を付けること、教科書や教材を入れる場所の工夫など、いろんなことができます。小学校の頃の小道さんは、究極の工夫を発見しました。学校に関わるものは全部持っていくこと、です。毎日それを続けることはとても大変だったでしょうが、そのことで「私はダメな子…」と打ちひしがれていた小道さんが立ち直れたとしたら、とてもすばらしい工夫だったと思います。小道さんの学校の先生は「学校には必要なものだけ持ってきなさい！」というような人ではなかったことを祈ります。

あなたの「あたし」研究

あたし研究 その⑭　　　これからのあたし編

自分という器

あたし目線（解説）その⑭ ▶ 106ページ

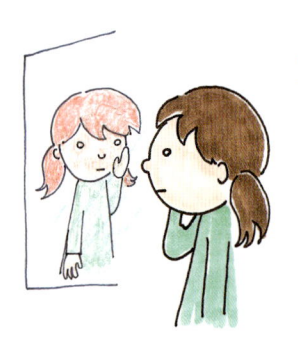

鏡に写っている顔がなかなか自分と思えない

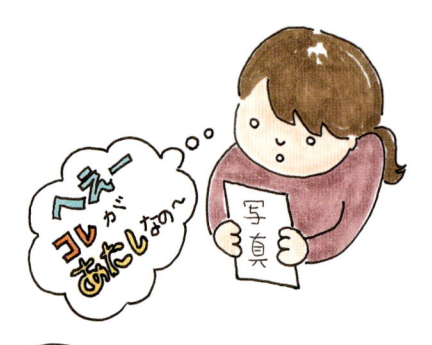

えー、コレがあたしなの〜…　写真

録音した自分の声を聞いたときの妙なかんじに似ている

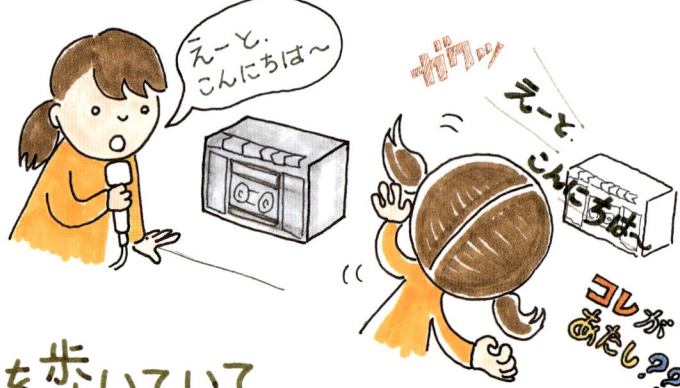

えーと、こんにちは〜

ガクッ　えーと、こんにちは…　コレがあたし？？

街を歩いていて

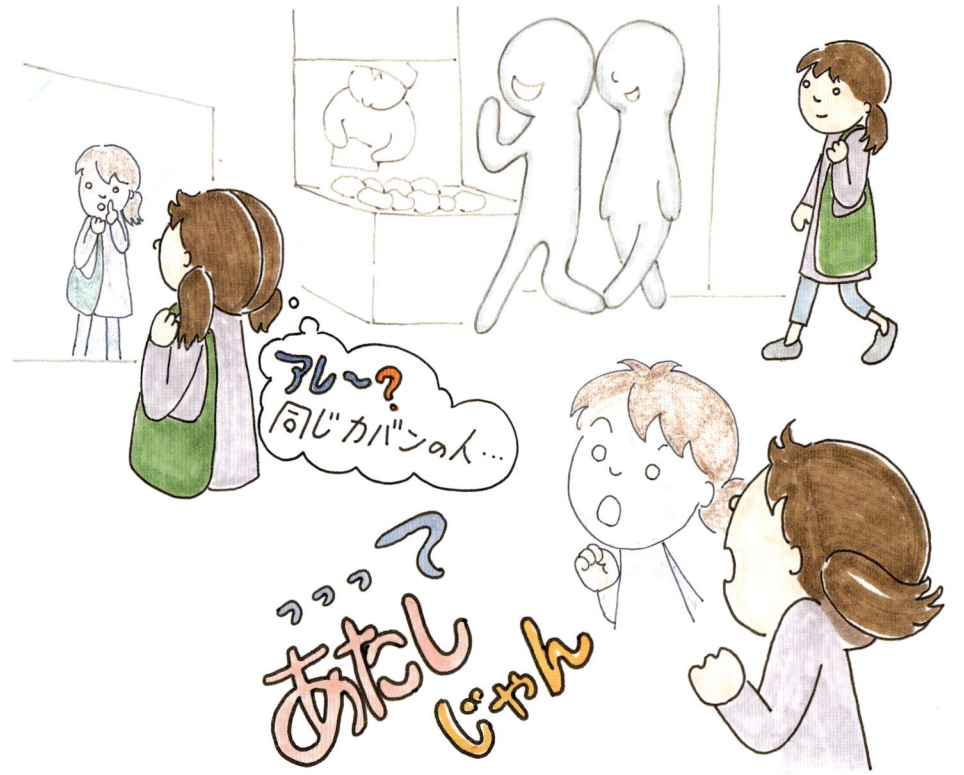

アレ〜？同じカバンの人…

って あたしじゃん

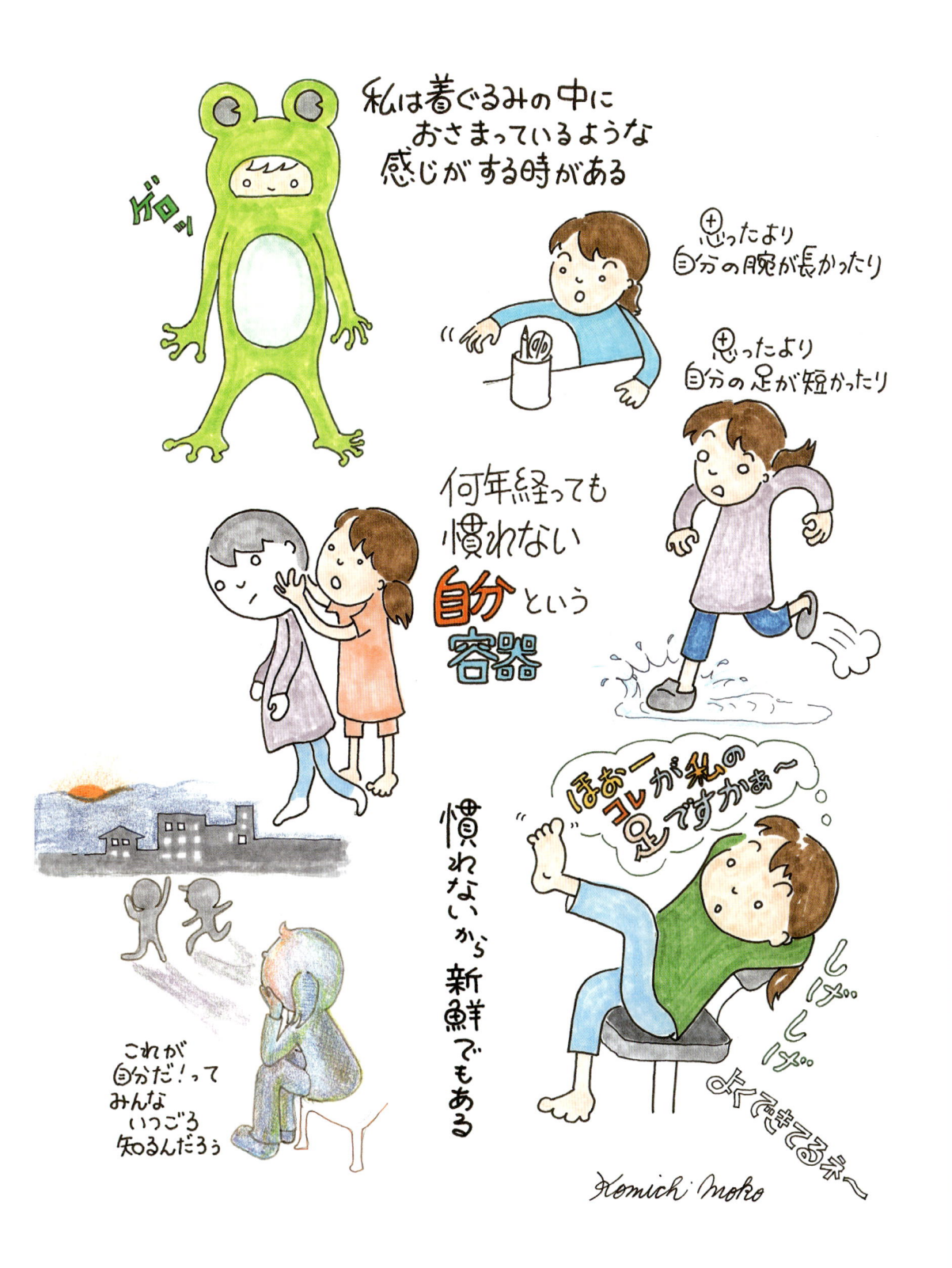

私は着ぐるみの中に
おさまっているような
感じがする時がある

思ったより
自分の腕が長かったり

思ったより
自分の足が短かったり

何年経っても
慣れない
自分という
容器

ほぉー
コレが私の
足ですかぁ〜

しげ…
しげ…
よくできてるね〜

慣れないから新鮮でもある

これが
自分だ！って
みんな
いつごろ
知るんだろう

Komichi moko

解説　自分という器

　小道さんが書いているように、ASDの人たちは人の顔を認知する時にNASDの人たちとは違う脳の場所を使っているようです。具体的には、側頭葉のある部分（紡錘回というところです）の活動に差がある、という研究結果が出ています。また、まなざしから相手の考えや気持ちを判断する課題で、ASDの人たちは感情に関わる脳の部位の活動が認められなかったという研究もあります。そのほかにも部分に焦点が当たるとその周囲や全体がうまく認知できなくなってしまうという注意の向け方の問題もあるので、全体としての人の〈感じ〉、全体としての自分の〈感じ〉がうまくつかめないのだと考えられます。

　"着ぐるみ"のことは、ひとつは身体図式の問題のことだと思います。自分の体の位置、姿勢、状態、力の入れ具合などいろんなことをそれこそ無意識に感じて我々は体を動かしていますが、その前提となるもののことです。車を運転し始めた時、車の幅や前後の感覚がつかめずに苦労したことがありませんか。車両感覚といいますが、まあ、少しあれに似ていると思ってください。ASDの人は自分の体に対するそういう感覚がうまく働かないので、意識的に動こうとして結果として動作がぎこちなく見えたりすることがあります。もうひとつの、役になりきってしまう、ということですが（「あたし目線（解説）」その⑭▶108ページ）、ASDの人たちの中にはとてもいきいきとした自分だけの想像の世界をもっている人たちがいて、その中に友だち（イマジナリー・フレンドといいます）がいる場合もあります。時には現実と区別がつかなくなって混乱することもありますが、小道さんのように、その想像世界に励まされて前向きに生きていくこともできます。

あなたの「あたし」研究

あたし研究 その⑮ 特訓の成果

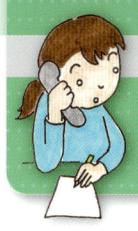

これからのあたし編

あたし目線（解説）その⑮ ▶ 110ページ

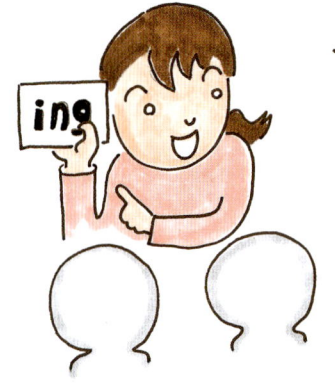

英語を教える という仕事は 面白くて ♡"好き"♡

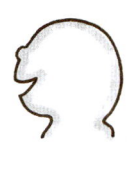

でも やっていくこと は 困難 でした

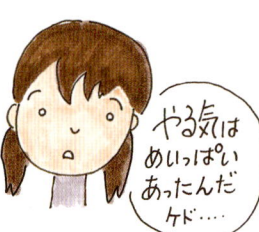

やる気は めいっぱい あったんだケド…

わたし が できないこと の一部

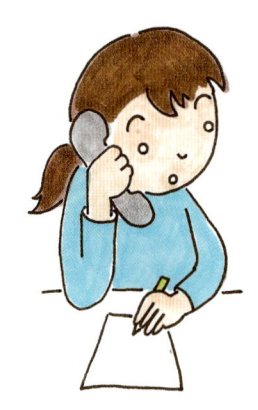

電話しながら メモ が とれない

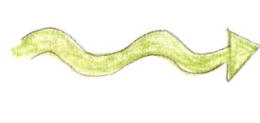

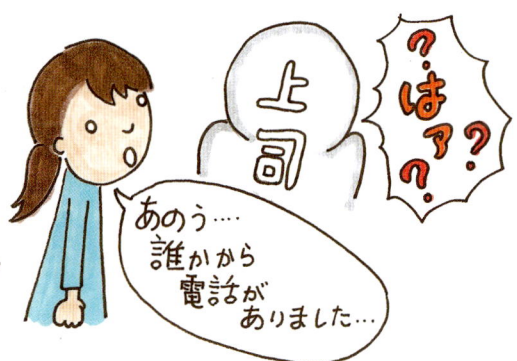

→ あのう…誰かから 電話が ありました…

上司：？・はァ・？

15:00〜15:45 Lesson
15:45〜16:30 meeting
16:30〜17:15 Lesson

スケジュール が 把握できない

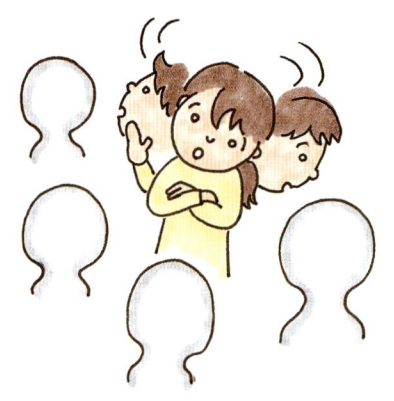

名前と顔が覚えられない

「おウチのカギ なくしちゃったの…」

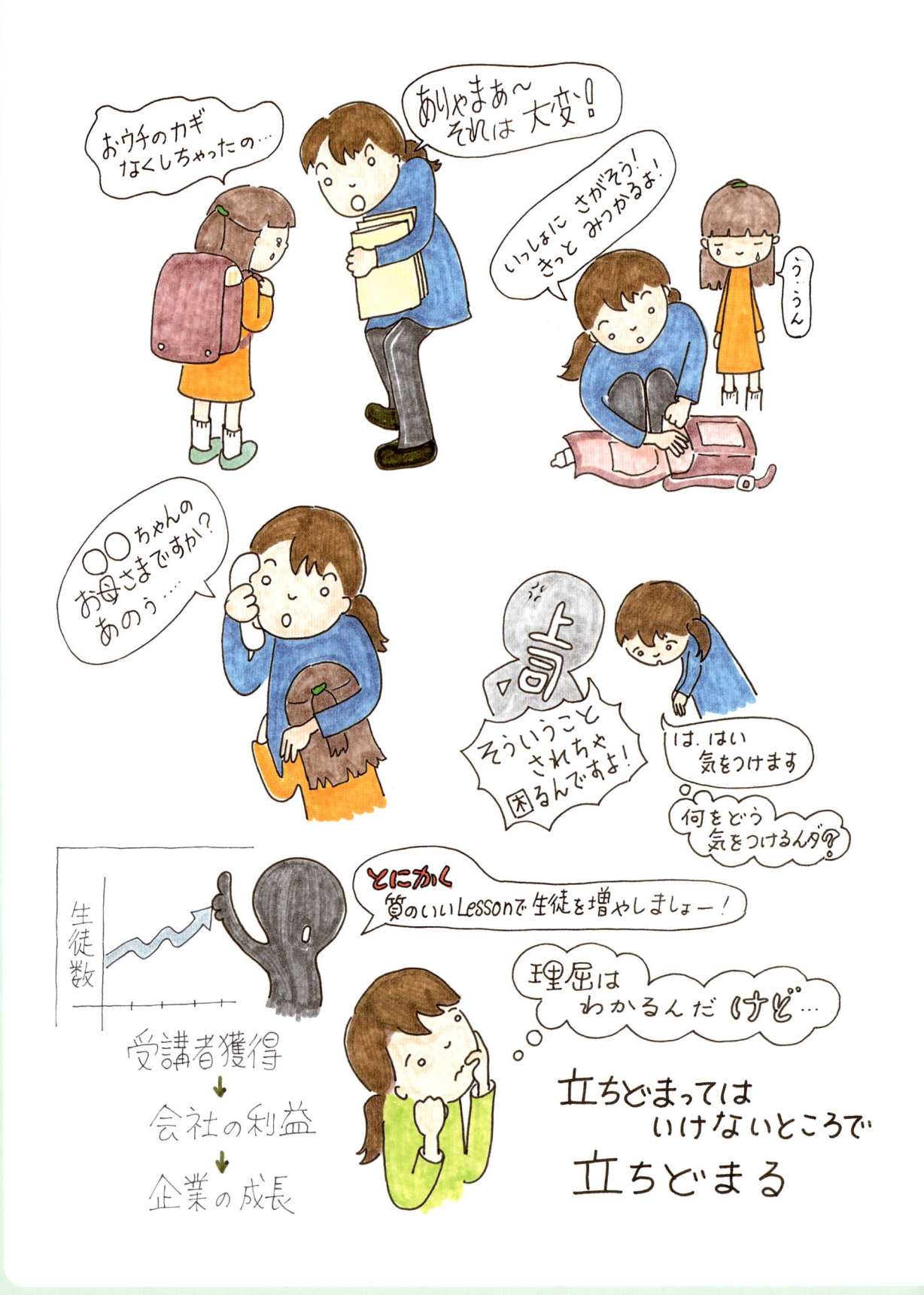

「ありゃまあ〜 それは大変！」

「いっしょに さがそう！ きっと みつかるよ！」

「う…うん」

「○○ちゃんのお母さまですか？ あのぅ…」

上司「そういうこと されちゃ 困るんですよ！」

「は、はい 気をつけます」

（何をどう 気をつけるンダ？）

「とにかく 質のいいLessonで生徒を増やしましょー！」

生徒数

受講者獲得 → 会社の利益 → 企業の成長

（理屈は わかるんだけど…）

立ちどまっては いけないところで **立ちどまる**

特訓あるのみ

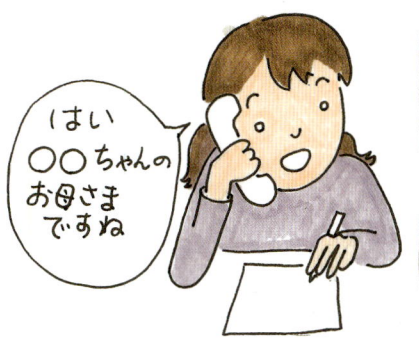

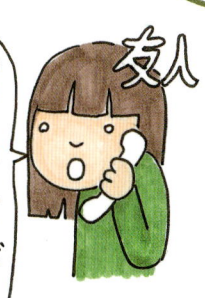

友人に頼み自宅アパートで電話しながらメモの特訓

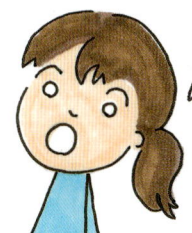

- はい○○ちゃんのお母さまですね
- ○○の母ですが…
- 友人

時間？数字の暗記特訓

- 午後
  - 1時→13時
  - 2時→14時
  - 3時→15時
- 午後1時は13時 午後2時は14時
- 13じ45ふんの45ふん後は…14時30分

似顔絵と名前で顔と名前を覚える特訓

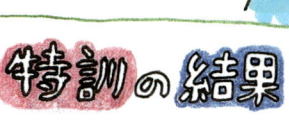

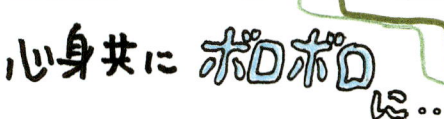

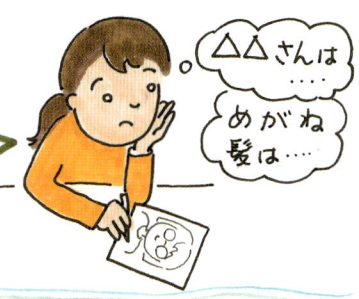

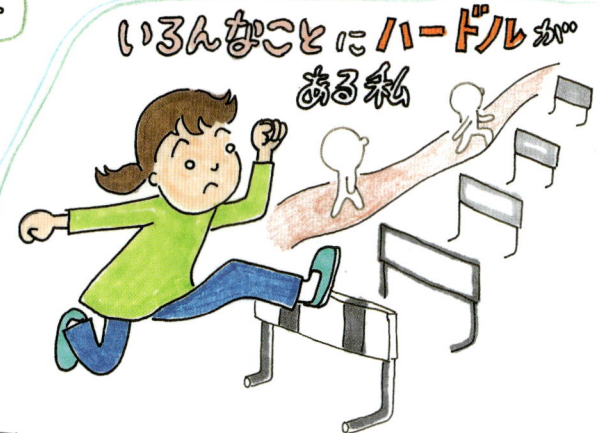

- △△さんはめがね 髪は…

特訓の結果

心身共にボロボロに…

- わたしは……社員で……やっていけない……のかも……

いろんなことにハードルがある私

メインの仕事ではなくサブの仕事で挫折

Lessonはとっても楽しかったのにな……

解説　特訓の成果

　英語を教える、ということについての特訓は、小道さんにはさほどつらくはなかったようです。自分に興味があることで、意味やプロセスや結果が明確にわかるものだった、ということが大きかったと思います。英語の指導自体も同じように、小道さんにとっては非常に興味深くやりがいがあるものでした。しかし、電話対応をしながらメモをとる、スケジュールの把握、相手の顔を覚えて名前と一致させることは、ASDの小道さんにとっては、とても苦手なことです。それは、単に努力をすれば何とかなる、というようなレベルではなく、例えば、近眼の僕にメガネをはずして遠くの小さい文字を読め、というようなものです。それを克服しようと遮二無二がんばっても、疲労が募るばかりで、ましてや疲れを適切に感じることの苦手な小道さんは、文字どおり倒れるところまで行ってしまいます。得意なところと苦手なところのギャップがとても大きくて、NASDの我々からすれば、とてもあたりまえのことがすごく苦手だったりするのがASDの人たちの特性です。一人ひとりのそういう特性をきちんと理解することが支援の出発点だと思います。

　子ども一人ひとりときちんと向き合おうとした結果、職場の暗黙の了解を踏み越えてしまったというエピソードはとても複雑な思いで読みました。暗黙の了解がはっきりしても、小道さんは子どもたちへの接し方は変えなかったかもしれないな、とも思います。ASDだから、ということではなく、小道さんだから。

あなたの「あたし」研究

「私を支えるもの」

　　自分の個性を丸ごと応援してくれるファンが自分にはいる、という確信は、生きていくうえで、とても大きな支えになると思います。私も、これまでやってこれたのは、その時々にふさわしいファンに出会えたからだと思います。

　　イチバン幼い頃の記憶では、祖父がそうでした。
　　祖父は時々、自分の書斎に私を座らせ、いつも決まって同じ写真を大事そうに見せてくれました。姉も従兄弟もカメラのレンズを見て大真面目に「気をつけ」の姿勢をしているのに、私はよそを向いてニッコリ笑って舌を出しています。祖父は、この写真を見せては「かわいいね。かわいいね。この舌を出してるの、かわいいね」と言ってくれました。いつもは威厳に満ちていて、笑顔などめったに見せない祖父が、この時は、顔をくしゃくしゃにして、とっても楽しそうでした。
　　姉や従兄弟のようにできない私を、みんなとちょっとチガウ君(きみ)がかわいい、と言って受け入れてくれている。こんな記憶がずっと私を支えてくれています。

　　私には「愛ある眼差し」とか「愛情あふれる気持ち」を理解することが難しいです。言ってもらえないと、見せてもらえないとわからないんです。
　　ASD、そうではない、に関係なく「君が愛しい」「君が大好き！」というメッセージを恥ずかしからずに、言ってほしいし、示してほしいです。
　　これほど、支えになるモノはないと思っているからです。

　　「あなたが好き」というメッセージは、あたりまえのこと過ぎるのか、表現されない場合が多いです。そしてこのメッセージは、どうやって社会で生きていく？？？という課題には直接応えるものではありません。でも、受け入れられている、という感覚は、どんな困難をも乗り越える、秘めたパワーになると、私は確信しています。

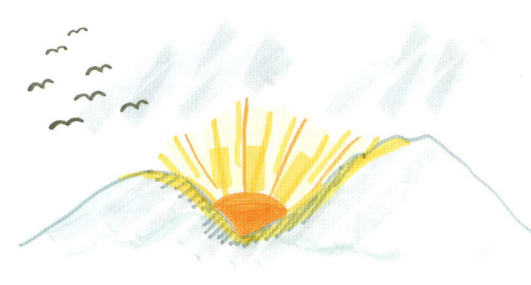

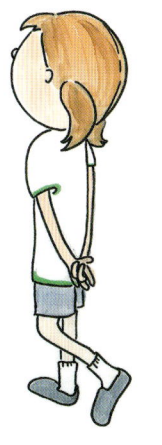

帰国が決って
先生にお別れを
言いに行った時
モコ、絵を描き続けるんだよ
何があっても描き続けるんだよ
と言ってくれた

先生、あれからいろいろあったけど
私は描き続けています
先生がいっぱいほめてくれたから

たった一年だったけど
アメリカの高校の
美術の先生が大好きだった

私にだけ いっぱい宿題をくれた
私は毎日毎日観せに行った

いつも笑顔で迎え
いっぱいいっぱいほめて
　　　　　　くれた

絵は楽しいを
　教えてくれた

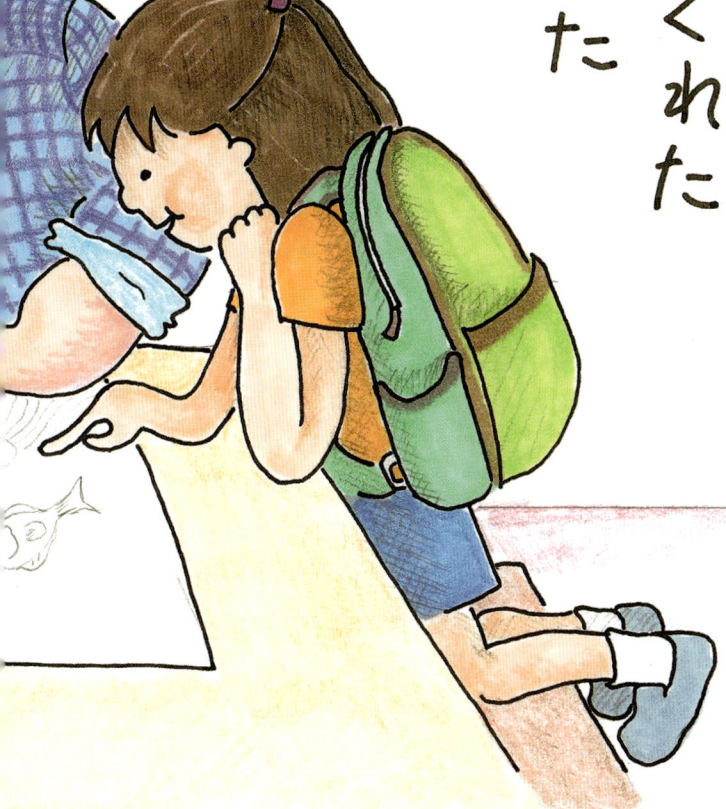

Komichi moko

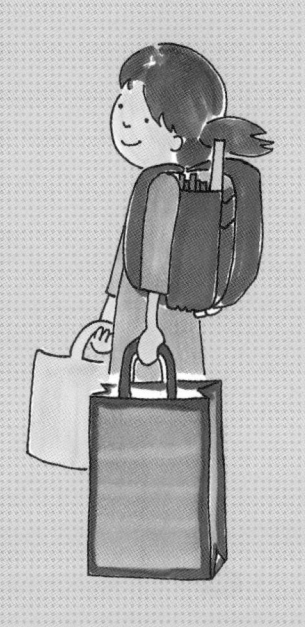

解説で綴る あたし目線

感覚編

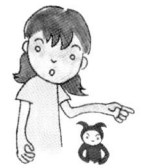

あたし目線 その① あくまでも私のイメージ

あたし研究（イラスト）その①▶10ページ

　場の雰囲気を読むというのは、どういうことなのでしょう。
　ASDの人は、場の雰囲気を読むのが難しい、とよく耳にします。
　私は、自分では読んでいるつもりです。でも、他の多くの人たちと同じように読めているか…は疑問です。
　私のイメージでは、10ページのイラストのように、「話し言葉」と「思ってる言葉」の両方が使えるような感じが雰囲気を読むってことなのかな〜？？と思っています。この二つを使うことができたら、その場の共通認識みたいなものをもつことができるのだろうなあ…と思っています。私は自分が場の雰囲気を読めないことを知っているので、余計に気を使います（コレがイチバンのモンダイなのかもしれません）。今、自分は場の雰囲気に合っていないことをしているのではないか…みんなと全くチガウ方向を一人だけ向いているのではないか…。たぶん、過剰なくらい気を使っていると思います。だからみんなよりとても疲れるんでしょう。

　「ああ、あの時、場の雰囲気、全く読めてなかったなあ…」と思い出すエピソードがあります。たぶん、5〜6歳の時のことです。
　母から「明日は動物園に行くよ」と言われました。私はとてもうれしくて、楽しみにしていました。ところが、その日になって車が故障していることがわかったらしいんです。
　いつまでも出発する気配がないので、私は母に「動物園は？　動物園は？」としつこく聞きました（事態はそれどころではない、ということもわからず）。
　車が故障した。車が動かなかったら、動物園どころか買い物にも行けなくなる、ということを理解することは難しかったのです。
　しつこく「動物園、動物園！」と言う私に、母は「車が壊れちゃったの！　わがまま言わないの！」と一喝しました。私は泣きながら「『車が壊れたら、動物園に行かない』って言ってない！」と訴えました。すると母は「そんな屁理屈言うんじゃありません！」と言って、怒っていました。

あくまでも私のイメージ

　あんなに一緒になって楽しみにしていた姉は、もう動物園のことは何も言わず、何か他のことをして遊んでいます。「なんだこりゃ？？？」と思った記憶があります。
　たぶん姉は、朝から母が慌ててイロンナところに電話して、車のことについて聞いていたり、実際、車のエンジンがかからない様を見て、「ああ、故障したのか、今日はもう行けないな」と理解して、さっさと次のことを考え、遊んでいたのでしょう。
　一方、私はというと、楽しみな動物園のことで頭がイッパイで、その日母がどのような行動をとっていたかなど、見ていませんでした。見ていたかもしれないけど、それがどんな意味をもっているのかわかりませんでした。
　人の動向を見て、状況を把握したり、相手の立場に立って考えていなかったんです。
　ASDではない子どもだったら、いつもとは違う親の慌てぶりを見て、「お母さん、どうしたの？」とか聞くのかもしれません。また、何かを察知して、自分なりの対応を考えるかもしれません。
　ところが私は、終始ワクワクどきどき「動物園に行くんだ！」と自分の世界に入り込んでいて、突然わけもわからず「ハーイ、今日は行きませーん」と告げられたような格好だったんです。
　"車が壊れた⇒動物園に行けない" こんな一見簡単なことでさえ、理解できませんでした。

　周りのみんなが状況を把握しているのに、私ひとり、何が起きているのかわからなかった、という経験はこの後もたくさんありました。
　だから、毎日が冒険というか、毎日どんな予期せぬ出来事が待っているんだろう…と、漠然とした不安をかかえていました。

●「含みのある言葉」というのは、どういう時に使うのでしょう

　「皮肉」や「冗談」がこれに入るようです。
　冗談は好きです。冗談を言いたい気持ちになることもあるし、人の冗談で大笑いすることもよくあります。でも、皮肉は…。この原稿を書きながら、皮肉の例を挙げようと思ったんですが、出てこないんですねえ…。皮肉って、やっぱり相手にその「皮

肉」をちゃんと受け取ってもらいたいんですかねえ。それとも皮肉を言った時点で自己完結していて、その中身までは深く知らなくてもいいのですかねえ。

　皮肉とは、広辞苑によると：遠まわしに意地悪く弱点などをつくこと。だそうです。

　「遠まわしに意地悪く」するのは、相手を思いやってのことなのでしょうか。（直接意地悪くするより、ちょっとマイルドみたいな…）まだ、よくわかりません。コレについては、もっと勉強する必要があるようです。相手が含みのある言葉を言ったとしても、気づきにくいというか、自分なりの解釈：言葉どおりの解釈で落ち着いてしまうからです。

　「これから、皮肉を言うよ」と言って皮肉を言ってくれる人が現れたら、とってもよくわかるような気がします。そんな経験ができたら、どんなふうに学習できたかを、イラストにしてみたいです。

　私は相当育てにくい子どもだったと思います。些細なことでつまずくし、みんなが普通にわかるようなことがわからないし。

　こんな子どもをもったウチの母は、私にとても厳しかったです。

　たぶん、私に対して、相当な不安をかかえていたんでしょう。

　「どんなことでもなんでも、自分ヒトリでできること」を願う母でした。

　「ヒトサマのご迷惑にならないように」が口癖でした。

　最近、ASDの子どもをもつ親の気持ちについて書かれた文章を見て、「ああ、ウチの母も相当不安を抱いていたのかも…」と少し想像できるようになりました。

言葉編

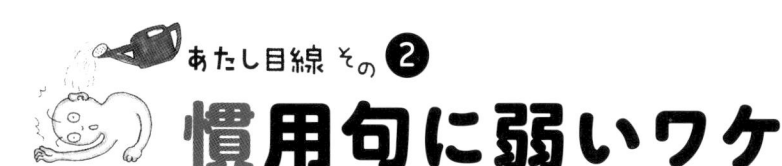

あたし目線 その❷
慣用句に弱いワケ

あたし研究（イラスト）その②▶ 12 ページ

　私は耳からの情報処理が、どうやら多くの人たちとは違うルートでおこなわれているようなんです。何かを耳にした時、私は音声を文字化して考えます（文字ではなく、映像の時もあります）。このことに気がついたのは、ごく最近で、それまではみんなそうしていると思っていました。そうではないと知った今、耳からの情報を多くの人たちはどのように処理しているのか、知りたいのは山々なのですが、誰も教えてはくれません。「耳からの情報をどうやって処理しているの？」と聞いても「えっ？　考えたこともない…」で終わってしまうケースが多いからです。

　単語と単語の切れ目がわからなくて、聞き間違いをするのは日常茶飯事です。

　ウケをねらって、わざとボケているように思われることもあります。

　慣用句を理解するには、その言葉の意味を知っていなければなりません。

　その上、「そのくらい〇〇だってことなのね〜」と想像力を働かせる必要があります。しかも、前後の文脈を把握しておかないと、理解することは難しいでしょう。こんなにたくさんのハードルを乗り越え、慣用句という情報の処理を、みんな無意識にしているとしたら…。「ス…、スゴイ…」としか言えません。

　でももしかしたら、私が慣用句に弱い一番の理由は、「言葉をそのまま理解してしまう」ことにあるのかもしれません。例えば、「耳が痛い」と言われたら、身体的に"耳が痛い"のか"聞くに耐えない"という意なのか、すぐにはわからないんです。

　12ページの「寝耳に水」のイラストを描いて、友人に見せたら、「こんなふうに耳に水が入ると、本当に思っていたの？」と聞かれました。「うん」と答えると友人は唖然としていました。「こんなふうに絵で覚えてるの？」と何度も聞かれました。逆に私が「じゃあどうやって覚えているの？」と聞いたら、友人は「うーん…」と言って困っていました。そのくらい、私にとっては visual な（視覚的な）情報処理があたりまえなんです。だから、聴覚による情報処理は、ムズカシイのかもしれません。

　先に書いた、「知りたいのは山々」の「山々」は私にとっては、晴れた日の緑色の山脈が、視界いっぱいに連なっている感じです。こんなふうに、色彩や映像で言葉という情報を処理しないとしたら、どんなふうに処理するのか、ぜひ知りたいです（山々です）。

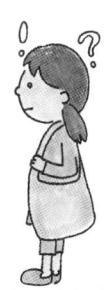

あたし目線 その❸
ちょっと 待ってて

あたし研究（イラスト）その③▶14ページ

　発達に障害がある人（子）は、あいまいな表現を理解しにくい、といわれていますが、私もその一人です。少し／ちょっと、などは最たるものです。
　定型発達を遂げている人たちが、なぜ、このような、人によって捉え方が違う表現を、いとも簡単に操れるのか、とても不思議です。
　私にとって「ちょっと待ってて」のちょっとは、5〜6分なのですが、そうじゃない場合がとても多く、本当に人それぞれです。人それぞれなのに、どうして不安に思わないのか、とても不思議です。
　14ページのイラストのように、友だちと外出の際、「ちょっと待ってて」と言われて、その場から動かず待っていることが、多くありました。（今でもあります）
　何にも考えずに待っているわけではありません。どこに行ったのかな、何をしているのかな〜、などと想像して待っています。私は極度の心配性なのか、「道に迷って戻ってこれなくなったんじゃないか」「途中で事故に遭って、大変なことになっているんじゃないか」といった、ネガティブな想像をして待つことが多いんです。今はケータイがあるので、どんなに大変なことがあっても、電話連絡が可能だから、この不安は以前よりは軽減されていますが、それでも、「ケータイが操作できないくらいのケガをして、困っているんじゃないか」などと心配して待つことが多いんです。
　心配して待っている分、その人が無事に自分のところに戻ってきてくれた時はうれしくて、「よかった！ 何事もなかったのね」という気持ちから笑顔になってしまうので、待たせた側は、私が心配して待っていたことには、気づかないようです。（これには、ごく最近気づきました）

● 見通しがつかない不安

　どうしてこのようなあいまい表現が苦手なのか、このイラストの構想を練る時によくよく考えてみたのですが、この「ちょっと待ってて」には、二つの苦手な言葉が含

ちょっと待ってて

まれていることがわかりました。

①「ちょっと」という表現、②「待ってて」というコマンド（要求）です。

①の「ちょっと」は、どれくらいの長さなのか見当もつかないし、全然「ちょっと」じゃない人もいるので、とても困ります。どれくらいかわからない、というのは、見通しがつかない不安につながります。「この人のちょっとは、10分くらいだろうか。いや、○○分でも、ちょっとと言うのかもしれない」と想像を膨らませて疲れてしまいます。

発達に障害がある人（子ども）は、見通しがつかないことに、大きな不安をかかえる、とよく本に書かれています。私もそうです。でも、見通しがつかないと、何がどう、どれくらい不安なのか、説明するのはとても難しいです。

たとえて言うなら、台風や嵐の中にずっと身をおかれる、感じです。しかもその台風は、どの方向へ進んでいるのか、わからない状態です。天気図もない。天気予報を見ることもできない。

私にとっては、日常生活でも同じです。今日、何があるのか、何をするのか、「見通しが立たない」というのは、何の情報も得られないまま、台風の中に身をおいている、そんな状態なのです。

②の「待つ」ということも、困難なことのひとつです。何をして待っていればいいのか、わからないのです。こんなことを人に話すと、「別に、ボーッとしてたら、いいじゃない」と言われますが、私はボーッとすることが、ほとんどできません。

私がイメージする「待つ」は、円錐の中にとどまる感じです。犬に「Wait！」という指示を出している状況と似ているんです。

「待つこと」を、他のことをして過ごす時間にすり替えるのが難しいのです。他のことをしているうちに、何をしていたのか、わからなくなるからです。

だから、他のことをして、自分が何をしているのかわからなくなるより、じーっと待っていたほうがラクな場合もあります。

でも、「ちょっと」がどのくらいで、何か他のことをして「待つ」のでいい、と安心できたら、不安感や困り感が、軽減されると思います。

「ちょっと」を明確にして、「待つ」を明確にできたら、だいぶラクに「ちょっと待っている」ことができます。

●「独り」と、独りじゃない「独り」

　また、もうひとつ困るのは、「私は一人になったゾ」という感覚です。
　今まで友人とふたり、という状況（友人と私の世界）にいたのに、「ちょっと待ってて」と言われると、突然私は「独り」になるのです。山奥に取り残されたような心境にすらなります。
　「独り」は大好きです。でもこの場合の「独り」は友人と町をブラブラしている、という流れの中での「独り」なので、全くの「独り」ではありません。
　「私は今、ちょっとの間、友人を待つべく、独りになっている」と念頭において「独り」を楽しむのは、難しいです。
　人との関わりをもちながら、「独り」になっている。そんな状況での、「独り」の楽しみ方として、持ち歩いている本を読む、町行く人を観察する、などが考えられますが、私は落ち着いてはできません。そんなに器用じゃないんです。
　人との関わりがつながっているまま「独りになる」と、自分の世界にのめりこんで、独りを満喫することはできません。
　だから、そんな時、『ちょっと待っ天使』がいたらいいなーと思うのです。
　誰かとの関わりはずっと継続できますし、もしその『ちょっと待っ天使』の性能が高く、待たせる側の事情に応じた、一話完結の話をしてくれるとしたら、私は時間も気にせず、楽しい時間を過ごせると思います。（一話完結というのは、とても大事です。これが続きものだったら、友人の存在より、この『ちょっと待っ天使』の話が優先してしまいそうだからです）

　「独り」、と「独りじゃない」は私にとって、大きく違うのです。それだけ、人との関わりの中で、自分の身の置き所に、困難をかかえているのかもしれません。
　別に常に「独り」になりたいわけではないのです。
　イロイロな人と話をしたり、関わりをもったりするのは、大好きです。
　それと同じくらい、「独り」でいることも好きなのです。
　でも、突然の「ちょっと待ってて」は、関わりがある中で「独り」になる、という点で、混乱してしまうのです。

ちょっと待ってて

　ASDの人は、常に迷子の状態にいるようなものという話を聞いたことがあります。まさにそのとおりだと思います。見通しがつかない不安。どうしていいかわからない不安。
　天気予報を見ることができれば、台風をやり過ごせるのに、その情報が得られないから（見通しが立たないから）、「ずっとこの台風の中で、人生を送らなければならないのか」と不安に思うのです。

　「ちょっと待つ」というのは、日常、よくあることで些細なことかもしれません。
　でも、その些細なことに、困難をかかえていると、とっても疲れるんです。これが、年に一～二度しか起きない出来事だったら、それなりの対処をみんな考えてくれると思うのですが、そうではなく、日常茶飯事だから、困るんです。私にとっては、日常茶飯事＝些細なことではありません。日常茶飯事だから、ちょっとした工夫でなるべく困らず暮らしたいんです。

視覚編

あたし目線 その④
方向感覚

あたし研究（イラスト）その④ ▶ 18ページ

　私はよく道に迷います。（比喩的な意味ではなく）
　方向音痴という言葉は私のためにあるのでは？と思うほど、自分の方向感覚と現実が違っています。

　18ページのイラストのように、初めて行った場所でトイレに行く時は、ちょっとした冒険／探検（？）をしているような感じで、とても頭を使います。
　多くの人は、トイレのマークを見つつ、他のモノも視覚的情報として入れながら、歩けるようですが、私は、マークしか見えていない、と言っても過言ではありません。だから、トイレから出てきた時に、見知らぬ風景に唖然とするのです。もう、帰り道のマークはありませんし。
　これは仮説ですが、多くの人たちは、幅広くモノを見ながら、必要な情報をなんとなく頭の中に置いておけるようです。たぶんそれは、全体を見渡すことが自然とできている証拠だと思います。脳の情報処理が全体⇒細部だからできることのようです。でも私は細部⇒全体なので、全体像を把握することが、とても難しいです。
　トイレのマークを目で追いながら、「生鮮食品コーナーの横を右に曲がって、雑誌コーナーを左に曲がった」と覚えることは難しいのです。トイレから出てきた時に感じる「あれ？　ここはどこ？」は大げさではなく、本当に右から来たのか左から来たのか、途方にくれる感じなんです。身に覚えがない場所に、突然ワープした気持ちになります。

　小・中学校はバス通学で、9年間ほぼ同じ道を同じように通学していました。でも、どこの通りをどのように通っていたのか、説明することができませんでした。今、私が思い出せるのは、行きには、粒子の粗いコンクリートでできた古めかしい橋があって、そこから下を眺めると、メダカのような小さな魚がいたこと。タイル工場があって、そこの前でしゃがむと、色とりどりのきれいなタイルの破片が拾えること。帰りには、眼科があって、そのクリニックの入り口の塀には、目玉の形にくり抜

方向感覚

いた看板があること。居酒屋とんちゃんという赤いのれんの下のシャッターはいつも閉まっていること。などなどです。

行きも帰りも同じ道を通っていました。でも、見えている光景が違うので、今でも同じ道を行き帰りしていた感がありません。

おまけに私は、左ばかりを見て歩くクセがあります。もしかしたら、古めかしいコンクリートの橋と、居酒屋とんちゃんは同じ通りにあったのかもしれません。もしかしたら、行きの左側にあった橋の向かいに（右側に）居酒屋とんちゃんがあったのかもしれません。

私にとって、行きと帰りの風景が同じ、または似ていることは、ほとんどないのです。

大人になってから、ある時期、原付バイクに乗っていたことがあります。怖い思いをたくさんしました。徒歩だったら、自分でスピードを調節できますが、原付バイクは、自分の好きなスピードで走るわけにいきません。だから、曲がるハズだった道をまっすぐに行ってしまうことも、たびたびありました。

そんな時は、どこで、どこを、どう曲がれば、元の道に戻れるのか、解明するのに大変苦労しました。「行く道」「来る道」が別モノの私にとって、元の道に戻るには、後ずさりしながら同じ風景を逆再生するのが一番なのですが、バイクではそれはできないからです。こんなふうなので、車はあきらめました。自転車が今の私の唯一の交通手段です。

人は、場所を把握する時、何か共通して目印になるものを頼りにします。（例えば、○○デパートの南入り口とか）

「あの、○○駅の横に△△っていう喫茶店があるでしょ？ その喫茶店の向かって右側に細い道があるのね。その道をまっすぐ行くと、左側に白い建物で、◇◇ビルっていうのがあって、その5階だよ」

「○○駅／△△喫茶店／細い道／白い建物」これらは、目印として、目に留まりやすいから、挙げられるのだと思います。

でも私は、前述のような説明をされたら、◇◇ビルにたどり着けない可能性が高いです。私の目に留まり、目印となりやすいのは、多くのヒトが目にも留めないこと、のケースが多いからです。喫茶店だったら、窓ガラスが細長くてきれいな喫茶店。入

視覚編 75

り口の足拭きマットが、ずれやすい喫茶店。といった感じで記憶に残っているんです。

　私が今住んでいるところは、大きな河が流れているので、いたるところに橋があります。その橋、一つひとつに名前が付いているのですが、その名前が私は記憶に残りにくく、覚えられません。だから、下記のような会話になってしまうのです。

　友人「○○橋を渡って、駅の方に行くとさあ…」
　小道「それって、赤い橋？　それともすべり台の橋？」
　私は橋の特徴で、その橋を覚えています。気の置けない友人だったら、「そうそう、すべり台の橋のほう」と答えてくれます。
　「すべり台の橋」とは、形がアーチ状で、虹のように架かっている橋で、私はそこを通るたびに、「この橋が、もしすべり台で、シューッとすべり降りることができたら気持ちがいいだろうなあ」といつも思う橋なんです。
　大人の人に、この「もし…なら」的な荒唐無稽の話をして、共感を得た経験はあまりないです。（皆無に等しいです）
　でも、子どもにそういう話をすると「そうだよねー！」「ボクもそう思う！」と言ってもらえる確率が極端に上がるんです。とても不思議です。

　私に見えている世界は、発達障害のない人のモノと、かなり違うようです。モノの細部を見るのが得意で、全体を把握するのが苦手。それゆえに大変なこともありますが、それゆえにおもしろい世界でもあるんです。

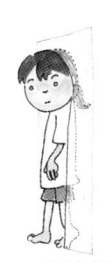

あたし目線 その⑤
見えないモノはないもの!?

あたし研究（イラスト）その⑤ ▶ 21ページ

ASDの人は視覚でものを考える、といわれています。
でも、私はこの脳しかもったことがないので、よくわかりません。
「みんな、そうなんじゃないの？？」という感じです。

自分の脳と他の人の脳を比べることはできないから、私の見えている世界を説明するのは、とても難しいことです。

「チガイ」というのは、比べて初めて気づくことだと思うんです。

ASDについての学習を深めるために、定型発達の方々が、ASDの疑似体験をされることもあるようです。例えば、透明な筒を両目に当ててモノを見てみたり、軍手をはめて折り紙を折ってみたり…いろいろあるようです。
でも、逆はないんですね…。私は定型発達の疑似体験をしてみたいけど、どうしたらいいのかわからないし、定型発達の人たちがどんなふうに考え、思考しているのか、知りたいけど、説明してもらうのは、難しいようです。だから、私の見えている世界について表現するのも、とても難しいんです（「チガイ」がよくわからないから）。

自分のモノの見方が他の多くの人と違う、と知った時は、とてもショックでした。「ええーっ!? じゃあ、どうすればいいの？？」と思ったし、定型発達の世界をよく知りたい、と心底思いました。（今でも思っています）

私にとって、見える／見えない、というのはとても重要なことなんです。
見えること⇒考えがおよぶこと
見えないこと⇒考えがおよび難いこと

21ページのイラストに、「視界に入らないものはおろそかになりがち」と書きました。
　それは、下記のようなロジックが私にはあるからです。
　見えること⇒あること⇒考えがおよぶこと
　見えないこと⇒ないこと⇒考えがおよばないこと

　例えば、私は座る時、足を組むのがクセなんですが、時々、足を組みかえるんですね。
　でも、机の天板で、自分の足が見えないので、よく膝をぶつけます。日常の食卓テーブルでも、よくぶつけます。（慣れているからって、見えないものでもあるもの、にはならないんですねえ…）

　疲れが溜まっていたりすると、見えないことが、とてもおろそかになりがちです。
　腕がジャマになることもあります。メガネのレンズの範囲内にしか、注意を向けられなくなることも、時々あります。腕って視線を下に向けないと見えないですよね。見えないから、ないと思っていて（でも実は常にあって）振り返りざまに腕を柱に強打したり、机の下に下ろしていた腕を上げようとして、机の天板の裏に手をぶつけたりすることもあります。
　腕がジャマな日は、ポケットがとても有効です。ポケットに手を入れておくと、とても安心できます。手を収納したい気持ちになるんです。
　いらないモノは、「おかたづけ」して気にしなくてもいいようにしたい気持ちが働きます。（他にも、髪の毛がいらない日／耳が邪魔な日 etc. あります）

　リュックって便利だと思います。両手が自由になるので。
　これを背負って歩くのは時と場合によっては、とても便利です。ヒトとあまりすれ違わない野山を歩いたり、だだっ広い草原を歩くには向いています。
　でも、街中を歩く時には向かないモノですね（私には）。振り返りざまに何かにぶつけてしまうことが多いからです。
　リュックを背負っている時は、「私は今、リュックを背負っているから、私の後ろは実はもっと後ろまであるよー」と気を使う必要が出てきます。
　「私の背中は思っているよりもっともっと後ろー！」と気遣いながら背負うのは疲

れます。見えないモノに対して思考を働かせるのは、本当に大変です。
　このごろ愛用しているのは、ウエストポーチです。自分の前に荷物があると、とても安心できます。しかもコレ、腕を置いておく棚としても使えるんです。
　いまだ、「そうそう！」と共感してくれる人に出会ったことはありませんが…。

　後ろから声をかけられると、本当にびっくりします。
　ないハズのモノが突然あらわれたようなビックリです。
　壁を背にして座っていたら、壁から突然腕がニョキッと出てきたような驚きに似ています。（よくどっきりカメラとかでありますよね。あんな感じの並々ならぬ「ビックリ!!」です）

　話しかける時にやってもらえるととても有効なのは、視界に入りそうなところで手をヒラヒラしてもらうことです。
　視界にヒラヒラした手が入ったら、私はびっくりすることなく、そちらに注意を向けることができます。

　私は見えていること／モノがすべてだと思いがちです。
　たとえて言うなら、視線ビームの行き届かないものは認知しにくい感じなんです。

　私は自分が「見えないモノはないもの!?」傾向にあると、ずっと前からわかっていたワケではありません。ASDとの診断を受けて、私が生活上困難な点、苦手なこと、等々をよくよく考えてみたら、「見えてないから、考えるのがムズカシイんだ…」という結論に（あくまでも私なりの結論）に至ったんです。

　「見えないモノに思考がおよばない」→「じゃあ、どうしたらいいのか」
　具体的にどうしたらいいのか、工夫できる余地がある、というのは、大きな救いです。見通しのつかない暗闇を歩くその手に、懐中電灯を得たような、そんな救いです。

あたし目線 その⑥
ならべる

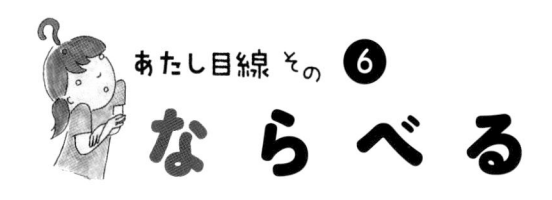

あたし研究（イラスト）その⑥ ▶ 23ページ

　私は「探し物」がとても不得手です。
　例えば、ハサミを探しているとすると、ハサミにいたるまでに、様々なモノが目に入って、何を探しているのか、わからなくなるからです。目に入ってくるイロイロな映像に邪魔されて、目的のモノが頭から消えてしまいます。
　「ハサミ、ハサミ…」と口では言っていても、次から次へと目に飛び込む映像に気が散って、頭の中のイメージ映像は、大混乱を起こしてしまうんです。

　私が見えている世界を描こうとして「ごちゃゴチャ」の引き出しをイラストにする、ことを思い立ったのはいいのですが、簡単には描けませんでした。結局、実際に私の机の引き出しの中身を全部出して、わざわざごちゃゴチャに入れて、見ながら描きました。

　定型発達の人：「全体をぼんやり見ている」
　ASDの人：「一つひとつの情報を集めて統合してやっとわかる」
　　　　　　「全体でなく部分的・一度に一つ」
　定型発達の人とASDの人のモノの見方の違いは、上記のような言い表し方をするようです。

　本でコレを知った時は「なるほどー、そうなのかー」と思いました。私はこの自分の目しかもったことがないので、他の人がモノをどう見ているのかなど、考えたこともなかったんです。部分（細部）を見て、一つひとつの情報を基に、全体を見ているのはみんなやっていることだと思っていました。

ならべる

● ハサミを探す時

　多くの人たちは、まず、ハサミを「文房具」とカテゴライズして、「文房具」の中からハサミを探すのかもしれません。多くの人たちはfocus機能の高いカメラのような目をもっているのかもしれません。focus機能が高い、というのは、全体を捉えて、見たいモノだけを際立たせる機能、という意味です。

　私は際立たせて見ることが難しいです。全体→細部ではなく、細部→全体なんです。

　23ページのイラストに描いた「全体像を捉えられない」とは、そういうことです。細部のモノ、一つひとつはとても鮮明すぎて、全体的に見ることが難しいんです。

　だから、「ならべる」のかもしれません。

　「ならべる」時は、一つひとつを手にとって確認できるので、とてもわかりやすいです。

　しかも、確認したモノをならべておけば、まだ確認していないモノとの区別がつきやすく、自分が何をやっているのか、視覚的にわかりやすいんです。

　全体像を捉えられない困難は、「細部が気になってしょうがない」ということでもあります。必要じゃないモノがわかりにくいのです。ASDの子が勉強をする時は、自分の作業スペースを仕切るパーテーションが効果的です。シンプルな環境だと、集中して取り組めるのは、視界に入る今は必要のないモノから解放してあげる、という点で、有効なのだと思います。

● 耳で聴いたスケジュール

　私は耳による情報には、本当に弱いです。

　耳で聞いた情報は、すぐ消えてしまうし、順番もあやふやで、私は二つ以上の予定を覚えることができません。

　例えば、「10時からミーティングをするから、9時半までには資料をコピーしておいて」と言われたら、何時にミーティングなのか、再々確認しないと頭に入らないのです。せめて「9時半までに資料のコピーをしてね。10時からミーティングするか

ら」と時系列に言われたら、ちょっとはマシかもしれません。でも、やっぱり書いて渡してほしいです。

　毎日私は、自分のスケジュールを書きます。私の仕事は、同じことの繰り返しがあまりないので、このスケジュールの確認作業はとても重要です。手帳にも、大事なことは、とにかく目につくように工夫して書きます。私が心してメモするのは、「ごはんを食べる」ということです。これを書かないと、食事がないがしろになり、体を壊してしまいます。また、「休憩する」とスケジュールに書くのも、とても大切なことです。「休憩」がスケジュールに書かれていないと、エンドレスに仕事をしてしまいます。漠然と「休憩する」と書くのではなく、ex. ○○のDVDを15分観る／△△のCDを20分聴く、と具体的に書くようにしています。「休憩」だけでは、何をしていいのかわからなくなり、結局は仕事を続けてしまうことが多々あるからです。

　私だけじゃなく、多くの人たちが視覚に頼っているとは思います。
　例えば、〈トイレのマーク〉。あれが、女性なのか男性なのかよくわからないマークだったら、混乱を招くでしょう。道路の交通標識も、いちいち文字で書かれていたら、車を走らせることなど、不可能になると思います。
　私は、耳からの情報キャッチが弱い、と自覚しているので、すぐメモに残します。「すぐにメモするなんて、エライねえ」「仕事に対する姿勢がすばらしい」などと言っていただくことがありますが、私は「？？？」という感じです。書かなかったら、大変なことになるから書くのであって、その書く行為は、効率を考えてやっているというよりは、危機的状況から避難するためにやっているからです。（だから、褒めてくれるな、という意味ではありません。褒めてもらえるのはウレシイですが、どうしてそういうことをするのか、もっと突っ込んで話ができたらいいのになあ、と思うんです）

●● まずはならべる ── 例えば焼きそば作り

　私の〈焼きそば作り〉は材料を「ならべる」ところから始まります。
　でも、肉は使う直前まで冷蔵庫に入れておいたほうが、本当はいいのでしょう。（特に夏場は）

私は「絶対に材料をならべないと焼きそばが作れない」わけではありません。がんばれば、ならべなくても作ることはできます。この「がんばればできる」というのが私の人生をとても困難にしている要因なんです。

　「がんばればできる」と、「できるんじゃん！」と思われてしまうからです。できるんだったら、毎回そうしなさい、ということになってしまいます。日々の生活の些細なことまでがんばっていたら、疲労困憊してしまいます。

　せめて焼きそばを作るくらい、がんばらなくてもいいですよね。

　多くの人々が困難と感じないところで、相当の困難を感じて生活しているので、それをイチイチ理解してもらうのは、困難を増やすような作業でもあります。でも私はイラストを描き、話し続けると思います。それは私自身、自分の脳機能が多くの人と異なるということを知って、幼いころからの経験を振り返ると、怒涛のような日々を思い出すからです。毎日が不安と混乱の、混沌とした生活でした。

　でも、大人になった今、例えば「焼きそば作りはまずならべることに決めた」というような些細な改善（？）／思いつきで、状況が180度変わることに気づきました。

　たかが「焼きそば」でもこんなに変わるんですから、もし、正しい理解と支援があったら、ASDの子どもたちの将来は、光溢れるものになる可能性に満ちている、と思わずにはいられないんです。

　幼い頃、ピアノの先生のお宅に、民族衣装の人形がならんでいなかったら、私はいっぱしのピアニストになっていたかも…。なんて思ったり思わなかったり…です。

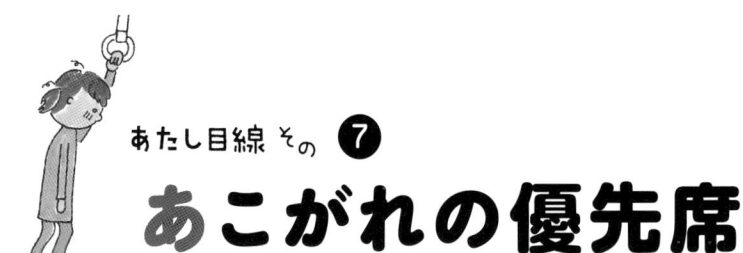

あたし目線 その❼
あこがれの優先席

あたし研究（イラスト）その⑦ ▶ 27ページ

　どこに所属しても、どこか場違いなような、気持ちがありました。
　学校に行っても上手に馴染むことが難しいし、家でも家族の一員としてウマクやっていけている気がしませんでした。
　自分という役を上手にこなせていない不安は、幼い頃からずっとありました。

　たぶん、そう感じていたのは、イロイロな場面で大人から「なんでキミはそうなの？」「どうしてキミはこれもわからないの？」と言われ続けてきたからだと思います。「なんで？」「どうして？」と聞かれるたびに、真剣に考えましたが、答えは見つかりませんでした。わかったのは、「どうやら私はみんなのように、ウマクやっていけてないらしい」ということだけでした。

　小学校から高校までバス通学だったので、バスの中で過ごす時間は、とても大切でした。バスに乗っている時は、私は乗客になれるからです。乗客という、とてもわかりやすい役割を与えられ、安心できる時間だったんです。

　私はずっと「ゆずりあいの席」の意味を勘違いしていました。
　A「どうぞ、座ってください」
　B「いえいえ、Aさんどうぞ」
　A「ま、そういわず、Bさんどうぞ」
　B「いやいや、Aさんどうぞ」
ってな感じでゆずりあう席だと思っていました。でも、そんな場面は一度も見ることができず、「この黄色みがかったオレンジ色の席で、いつ「ゆずりあう」人たちが登場するんだろう…」とワクワクしていました。

　言葉どおり、というか、言葉を勘違いしたまま理解していた、ということは、例を挙げたらキリがないくらい、たくさんあります。

あこがれの優先席

　「優先席」に関する理解は、言葉の勘違いではなく、マークの意味理解のモンダイです。でも、よく考えると、単なる意味理解の相違だけじゃないとわかりました。
　私は、自分が何者なのか、わからないことがとても不安だったんだと思います。どこにもあてはまることができない／どこにいてもそこにいて良い気がしない。そんな不安がずっとつきまとっていたんです。
　優先席マークは、たまたま毎日目にするモノでした。「あてはまらない」妙な感覚を毎日感じていました。
　大学生の時、足をケガして松葉杖を得た時は、本当にうれしかったです。
　「やっとあてはまった！」と思いました。幼稚園からずっと通園通学に使っていたバスにあるマークに、ようやく自分も「あてはまった」喜びは、なんとも言葉では表現し難いものがあります。

　ASDとの診断を受けた時は、「やっぱりねー」と合点がいきました。
　どこに行っても、どこにもあてはまらないワケがようやく見つかった気がしたんです。でも同時に「いや、そんな簡単に私が何かにあてはまるわけがない」という思いもありました（今でもあります）。それは、障害を受け入れられない、というのとは全く違います。むしろ、「そんな障害名をつけてもらえるほどの価値はないんですよぉ…」といった感じの「およびでない感」です。

　障害当事者として話をするようになってからは、「およびでない感」を感じる頻度がとても低くなりました。いまだもって「あてはまらない感」はありますが、私の人生は私が登場してもかまわないモノで、決してエキストラではない、と思えるようになってきています。
　「自己肯定感：self esteem」が、ようやく芽生えてきているようです。

　私はずっと普通になる努力をしてきたように思います。「普通」ってどんなことなのか、わからずに。
　この頃は、「普通」と言ったって、地球上みんなのコンセンサスを基に「普通」という概念が使われているわけではない、ということがわかったので、かなりラクになりました。
　ASD当事者としてお話をすると、ASDではない人たちが、いかに効率よくモノゴト

を解釈しているか、ということを知ることができます。「普通ってどういうこと？」という疑問ヒトツとっても、ASDではない人たちの多くは、具体的にどういうことなのか、よくわからなくても「普通」を使えるようです。「なんとなく」「漠然と」イロイロなことを捉えられるようです。

　そんな漠然とした世界で、不安じゃないんだ…と感心します。とてもうらやましいです。私がもし、定型発達の脳をもっていたら、と想像することも多々あります。

　でも、ASDの子どもたちと出会い、いろいろな形でコミュニケーションをとる機会に恵まれるたびに、「ああ、私はASDでよかったな」と心から思うんです。ASDといっても十人十色です。同じヒトはいません。似たような傾向を感じることはありますが、定型発達者同士の意気投合と比べたら、比較にならないくらい小さな点と点が交わっては離れを繰り返すコミュニケーションのような気がします。（私のイメージでは、定型発達の人同士の意気投合は、面と面がピッタリ合わさるような感じです。チガウかもしれませんが）

　ASDの子どもたちと触れ合うと、自閉の強弱にかかわらず、「教えてオーラ」を感じます。「ボクたちが住むこの世界はいったい全体どうなっているの？」と問いかけられている感じがするんです。そんな時はいつも「私もよくわからないのよ——」と思います。こんなふうに「私もよくわからない」と思ったり言ったりできる時は、自由を体感できるんです。「なんでだろうねえ」「どうなっているんだろうねえ」と一緒に考えられるということは、お互いがお互いのことを100%理解することは難しい、という前提のもとにスタートします。だから「自由」を感じるんだと思います。そこには「あたりまえ」とか「普通」とかいう言葉は存在しません。雰囲気を読んだり、決まり文句を言ったりすることは必要とされていなくて、必要なのは、今、この時、私とキミはどう向き合う？ということのみ、と言っても過言ではないかもしれません。

　私は子どもたちに言いたいです。
　「どこにあてはまらなくてもいいんだよ」と。

　人生の目的は「あてはまるコト」ではなくて「自分らしくいられる」ことなんだよ。と言いたいです。幼い頃から、多くの人たちとの相違をイヤというほど感じながら育った私ですが、遅ればせながら「私は私」と思える瞬間が育ってきています。私

あこがれの優先席

がこの年齢でそう思えるのですから、私の周りにいる子どもたちに無限の可能性があることは、想像に難くないです。

　「優先席へのあこがれ」は堂々とその場所にあてはまることができる。私はここにいてもいいんだ、と思えることへのあこがれだった、と思います。
　でも本当はそんな「あこがれ」は要らないんです。いてよくないヒトなんて、いないんですから。

身体編

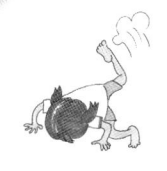

あたし目線 その⑧
体の把握

あたし研究（イラスト）その⑧ ▶ 30 ページ

　私は、幼い頃から、ケガの絶えない子どもでした。それも、周りの人が「なぜ？」と思うような状況でケガをすることが多かったような気がします。

　私が、「よく転び／よくぶつかる」理由は、多々あると思います。
　でも不思議なのは、運動神経は、決してワルイほうじゃない、ということです。
　運動／スポーツは大好きです。3歳から、フィギュアスケートを習っていて、大好きな、飛んだりはねたりまわったり、をスケートで楽しんでいました。
　フィギュアスケートの練習は、氷の上だけではなく、月に何度か「陸上トレーニング」というのがあって、年長のお兄さん、お姉さんに混じって、ジャンプの回転の練習や、筋力トレーニングをやっていました。私は自閉っ子でしたから、人のマネは、あまり得意ではなかったと思います。
　その時のコーチは、大学時代、体操をやっていた人で、聞けばなんでも教えてくれる、大好きなコーチでした。側転もその人に教えてもらいました。体を動かすコツを習ったような気がします。失敗すると、なぜウマクいかなかったのかを、説明してくれました。それも、クチだけではなく、「コレ、この足が、先生のほうに向いているから、倒れる」とか「この手、コレ、これをもっと右に」と、こと細かに、しかも触れて教えてくれるので、とてもわかりやすかったです。「コレ、この手」と言われて、「ああ、この手、私の手ね」とやっと把握していたのかもしれません。

　31ページのイラストに、「それは理屈を教えてもらえたから」と描きました。私は、どうやら、理屈で考え、体を動かしているようです。こうやったらこうなってこうなるを頭で考えながら、やっていくうちに、できるようになっていくのです。

　人に教えるのが上手だ、とスケートの先生に褒められたことがあります。
　スピンがうまく回れない年下の子に、どうやったら回れるか、を手取り足取り教えたりしていました。人に教え始めると、自分のスピンのどこがよくなかったのかも、

体の把握

見えてくるんです。
　教えることから学ぶことがたくさんあることに気づくと、教えてあげることもとても楽しくなりました。

　私の日常生活は危険に満ち満ちています。
　視界に入っていない体は、把握し難いです。
　ケータイが鳴っているからといって、直線で向かっていったら、柱にぶつかる、という理屈は、頭ではわかっています。
　けれど、日常生活では、「ええと…これを○すると△になって…」と考える暇がないので、視界に入らない体は、ないがしろになりがちです。
　コーヒーを飲む時も、喫茶店によっては、思ったより重いカップだったり、思ったより軽いカップだったり、様々で、力の入れ具合を調整する必要があります。(多くの人は、すぐに対応できるんでしょうねえ…)

　こんなふうに書いていると、私の生活はとても大変、と思われるかもしれませんが(実際大変ですが)、理由とか理屈とかがわかるとおもしろい世界が広がることも確かなのです。
　幼い頃は、「どーして、どーしてって、理屈ばっかり!!」とよく怒られました。大人になってからは、あまり怒られません。幼い頃はたぶん、大人を困らせておもしろがろうとしているようにとられていたんでしょうねえ…。
　そんな深い意図があったら、自閉っ子なんてやっていないのに…。

　理由や理屈を常に考え、独りの時間を過ごしてこれたから、私は今こうして、客観的に、イラストを描いたりできるんだと思います。
　幼い頃のことを克明に覚えていたり、その時どう思って、結果どうなった、と今でも鮮明に思い出せるのは、理由や理屈を考えていたからだと思います。

　運動神経があんなにあるのに、どーしてここでコケルの???とずっと思われてきています。
　青春時代に公園のロープにカカッタ時は、さすがに恥ずかしかったです。
　(記憶では、このカレとは長く続きませんでした)

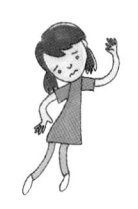

あたし目線 その❾
服との格闘

あたし研究（イラスト）その⑨ ▶ 34 ページ

　私は冬が大嫌いです。それは、服をたくさん着なければならないからです。
　できれば、服を着ないで過ごしたいくらいですが、それでは社会生活が成り立たないので、仕方なく毎日着ています。毎日がんばっています。

　服の素材にはこだわります。
　一番好きな素材は綿です。綿 100% と聞くと、とっても惹かれます。
　苦手な素材は、動物の毛が入ったものです。どんなに高級なカシミア 100% でも、10 秒と着ていることができません。毛の繊維が、体の皮膚細胞に刺さって、侵触されていくような気持ち悪さがあるんです。これは「チクチクする」というような生半可な不快感ではありません。

　服を買う時に一番気をつけるのは、タグの位置です。
　基本的に洋服のタグは外すので、取り外せないタグの付いた服は買いません。タグが付いている服を着るのは、まち針が付いた服を着るような感じです。「チクチクする」どころの騒ぎではなく、身に危険を感じます。

　ASD の人（子ども）には感覚過敏があるようです。私は特に皮膚に感覚過敏があるようです。

　急いでいて、仕方なくタグの付いた服を着て過ごした日の夜には、必ずといっていいほど、頭痛を起こします。仕事中、他のことに気をとられて、その時は気にならないで過ごすこともありますが、無意識に体に力が入っていて（無意識に身をよじってタグを避けた姿勢になっていたりして）、肩こり、背中痛、頭痛は避けられません。

　「たかがタグくらいで…」と思われるかもしれません。実際私もそう思っていました。でも「たかがタグ、されどタグ」なんです。

服との格闘

　自分の好みの素材の服を選び、タグを取って着たら、頭痛に悩まされることなく、生活できます。タグ付きの服を着て、しょっちゅう体調を崩して仕事に影響をきたすより、タグなしの服を着て、毎日楽しく暮らし、仕事もはかどる。こんな簡単なメカニズム…もっと早くに気づきたかったです。

　私がもし、洋服のデザイナーだったら、縫い合わせがすべて表に出る服を作りたいです。（縫い合わせ＝布と布が重なる部分）

　赤ちゃんの服は、赤ちゃんの肌に影響がないように、縫い合わせが表にある服があります。（しかも、この頃の赤ちゃんの服はデザイン性も高い！）

　とっても、うらやましいです。

　服の裏をよく見ていただいたらわかると思います。服って、本当にデコボコが多い!! このデコボコが皮膚にデコッたりボコッたりする、感覚過敏が激しい時は、耐えられないデコボコです。

　冬場は、服を重ね着するので、このデコボコが、余計皮膚に密着します。

　特に肌着のデコボコはツライです。

　でも「冬場の肌着は裏返し」を実行するようになってから、かなり改善されました。肌着ですから、裏返しに着ていても、誰にも知られません。（こう、書いている時点で、読んでいる方にはバレていますね…）

　その上に普通に服を着たら、肌着のデコボコとその上の服のデコボコが、うまい具合にフィットして、重ね着が苦痛じゃなくなる時もあります。

　この肌着にはこの服、と決めておくと、苦痛を少なく一日を過ごせるので、本当にあなどれません。

　どうしてこんなに肩こりや頭痛がひどいんだろう…と幼少期から考えていましたが、その一因が、服にあることがわかったのは、そんなに前のことではありません。「ひょっとして、タグ？」と思いつき、取ってみたら「あーら、着心地のいいこと♪」「ひょっとして縫い合わせ？」と思いつき、裏返して着てみたら「ほっほぉー！　ラクちん♪」と一つひとつ、発見していきました。

　一つ発見できると不思議なもので、次の発見がとても簡単になります。

　冬場、肌着を裏返しに着ている私。次はどんな発見で、どんな服の着方をしているか、まだまだ未知数です。

「モンダイに気づくこと」は、難しいけど、とても大切なことです。それで毎日の生活が180度、変わりかねないんですから。
　モンダイに気づくには、固定観念をある程度捨てる覚悟が必要です。洋服を裏返しに着る、など、固定観念からはかけ離れていますから。
　服のタグくらいで、体調を崩すワケがない！という固定観念からも、解放される必要があります。
　「〇〇くらいで△△なワケがない」と、私も思いがちでしたが、この頃は、「いや、意外なところにモンダイ解決の糸口は見えているハズ！」と「居心地のよさ」を追求し続けています。
　服は、（基本的に）毎日着るものですから、気をつける優先順位の、最上位に置いておくようにしています。
　いつの日か、「感覚過敏の人のためのオシャレな洋服」をデザインして、売ってくれる人が現れないかな〜と思っています。

あたし目線 その⑩ マニュアル操作

あたし研究（イラスト）その⑩ ▶ 38 ページ

　私は、モノ心つく頃から、たびたび頭痛に悩まされています。
　今でも、仕事の仕方を間違えると、ほぼ確実に頭が痛くなり、2～3日は寝込んでいます。
　私は以前、週2回、翻訳の仕事をしていましたが、この仕事をするにあたっては、環境を整えてもらうことが必要でした。

- ●1時間半に1回、休憩をする→寝袋にくるまって、15分寝る
　（安心して休めるように、部屋のドアに入室可／入室不可というカード）
- ●部屋の温度は25度くらいに保つ
- ●蛍光灯は苦手なので、白熱灯、もしくは自然光で仕事ができる

　このような条件（環境）を整えてもらうには、一部屋、私のために確保してもらうことが必要でした。
　このような環境が整えられないと、どうなるのか。

- ●寝袋にくるまって、休むことができないと、次第に背中がこわばり、頭痛を起こすか、気持ちが悪くなります。寝袋にくるまるのは、眼を休めるためであり、気持ちも落ち着いてリラックスするのです。
- ●仕事に集中すると、自分が寒いのか、暑いのか、わからなくなります。

　寒すぎる部屋にいて、ひどく全身の筋肉に力が入り続け、力が抜けない（肩と首が硬直した）状態になることもあります。こうなったらもう、薬（筋弛緩剤）に頼るしかありません。

●● 集中し過ぎて背中がこわばる、寒いのか暑いのかわからない

　このようなことは、定型発達の人にはわかりにくい身体感覚かもしれません。
　「肩や背中が凝ってきたら、ちょっと休憩したらいいじゃない」
　たぶん、多くの人たちは、無意識に腕を回す、首を回す、などをするのでしょう。

でも私は、無意識に、または自然に、そのようなことをするのが難しいのです。アラームをセットして、一定時間で休む／休憩をとるようにしないと、ずっと休まず、食事もせず、仕事をしてしまいます。
　自然に（無意識に）身体と心を休めるのがとても難しいのです。逆に言えば、こういうことをわかって、工夫すれば、かなり効率のいい仕事ができるワケです。多くの人の集中力は、30分くらいらしいですが、私はこの条件を守ってさえいれば、一日中でも集中し続けることができます。
　でも、「工夫をする」ことができなかったら、私は毎日、頭痛に悩まされることになるのです。天と地ほどの差があります。

　中学1年の時、私はマラソンをして倒れました。
　その日は朝から頭が痛かったのですが、体育は好きだったし、休んだことがなかったので、授業に出ました。頭が痛い＝体育を休むという理屈を知らなかったのです。
　いつもどおりゴールしたのですが、眼の前が真っ暗になって、座り込み、気がついたら倒れていました。
　その後は、ひどい吐気とめまいで、生まれて初めて保健室にお世話になったのを覚えています。

　母が先生に呼ばれて、日常的に頭痛があることがバレてしまいました。倒れてからの症状が、とても深刻だったので（吐気とめまいで動けない状態だったので）、学校の先生は病院で検査することを勧めてくれました。
　様々な検査をした結果、どこにも問題がないことがわかりました。
　あえて言えば、両目が遠視性乱視で、メガネをかける必要があることがわかったくらいです。

　お医者さんは、脳神経内科の医師で、イロイロな検査をしてくれました。
　●歩き方がロボットのようで、自然な感じがしない（余計な力がたくさん入っている）
　●眼球運動に乏しい：モノを見る時、眼を動かすのではなく、体ごと動かしている
　そして、「まばたきが非常に少ない」との指摘を受けたのです。「まばたき」なんて、眼が乾かないように、無意識に自然に行われることだと私も思っていました。

マニュアル操作

　このお医者さんの観察によると、モノごとに集中している時は、1分以上まばたきがない状態が続いている、とのことでした。

　「まばたき」を教えろと言われた母は、大変落ち込んでいました。
　私はとても申し訳ない気持ちでイッパイになりました。
　みんなが普通に、自然に、無意識にやっていることが、私はできなくて、母はそれがとても悲しいらしい…。落ち込んでいる母を見ると、とても申し訳なく、どうにかしたいのですが、なにせ、自分でも気づかないことができていないのですから、直しようがないんです。

　この『マニュアル操作』のイラストを描いている時も、「ああ、やっぱりまばたき少ないわー」と思いました。例えば、ひとつのキャラクター：医師がまばたきについての診断をつける絵を描きあげる間、私は「まばたき」をしていませんでした。
　眼が乾いて、シンドくなってハジメテ「ああ、また、まばたきせんかった!!」と気づくのです。

　多くの人たちが無意識にしていることが困難だ、ということは、時々あります。
　ニキ・リンコさんは、歩く時、足を「右、左、右、左」と意識して出さないと、ウマク歩けない、そうです。
　このことを聞いた時は「ウソやろー？　ありえん！」と思いました。ニキさんには失礼ですが、正直、「私はそれほど深刻じゃない！」と思いました。
　だから、「無意識のまばたき」が難しい、と私が言った時、みなさんが、本当か？と思うだろうなあ、と私も推測できます。

　自分が自閉症スペクトラムに属するという診断がついて、とてもよかったのは、自分の特性を発見できるようになったことです。診断がつく前は、どんなにシンドくても、「自分のがんばりが足りない」と思っていました。みんなシンドイ思いをしながらもがんばっているのだから、私も、多くの人たちのようにがんばらなくてはならない、と堅く信じていました。
　「まばたき」も修行しました。けれど、身につくことはありませんでした。

身体編　95

自分が高機能自閉症スペクトラムに属するということがわかって、困難なことを無理して乗り切ろうとするのではなく、困難なことをなるべく減らす、ということを、生まれてハジメテ試み始めたのです。寝袋で休憩する、という工夫をしたら、「まばたき困難」を解消することができました。

　翻訳の仕事を始める時は、こんなにいろんな条件を出してまで、仕事をする価値が、自分にあるのかと、とても悩みました。
　でも、配慮された環境で仕事をしたら、確かに能率がとてもよく、長く続けることができることがわかりました。
　私の特性は、決してネガティブなものばかりではなくて、「集中力が高い」というところに焦点を当てて、その良さを活かす環境に身をおくことができれば、働くことが可能だということがわかったのです。
　友人に言わせると、私の集中力は人並み以上だそうです。

　「多くの人々が、オートマチックにやっていることが、マニュアル操作じゃないとできない」ということは、一見、やっかいなことです。
　でも、見方を変えて、やり方を工夫したら、それは「特性」として、プラスの方向に向けることが可能だと私は思っています。

　私がニキさんの話に対して、「ウソやろ？」と思ったように、ADSの人の「○○が難しい」というのを理解するのは、とても難しいと思います。
　でも、「ウソやろ？」で終わるのではなくて、「じゃあ、どうしたらいいんだろう」と一緒に考えてもらえたら、私たちの世界は、もっと生きやすく、可能性にあふれたものになる、と思っています。

〈蛇足〉
　今はニキ・リンコさんの本を読むたび、「そうそう、そうなのよ〜♪」と思っています。

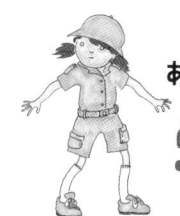

あたし目線 その⑪
学校は Jungle のようでした

あたし研究（イラスト）その⑪▶42ページ

　学校、という場所は、私にとって、決して落ち着けるところではありませんでした。気持ちとしては 42 ページのイラストのように、毎日 jungle を歩いているような感じでした。

　●空間感覚　●聴覚　●視覚　●時間感覚

　すべてが予測不可で、大げさではなく、恐怖の場所でした。

　イラストをよく見てみると、右上にヘビがいます。いつ、ヘビが飛びかかってくるかわかりません。左上にはゴクラクチョウがいます。いつ、耳障りな甲高い声をあげて鳴くかわかりません。

　このような場所に行ったら、誰だって怖い思いをすると思うのですが…。

　毎日行かなくてはいけない場所ですから、その苦痛は、計り知れないものがあります。でもその時は苦痛だなどと、思っていませんでした。他の世界を知りませんから、比べようがないし、みんな似たような感覚で、この怖さと向き合っているのだと、ずっと思っていました。

　感覚過敏については、ご存じの方もたくさんおられると思います。

　教室でのたわいのない会話で、クラスメイトが急に大きな声を出したり、また、先生が突然、怒鳴り出したり、といった状況は非常にストレスになっていました。ま、突然の大きな音に対する嫌悪は、誰もが持ち合わせていることなのでしょうけど、私にとっては耳元で風船を割られるくらいツラインです。

　音が、痛いんです。それは、身体的に「鼓膜」がどうこう、というのではなく、心に刺さるんです。

　例えば、先生が誰か他のクラスメイトに対して、大きな声で怒っているとします。その大きな声は私の心にも刺さってズキズキ痛いんです。

　「自分のことじゃないのに、なんで？」と思われるでしょうが、自分の身に起きていることと同じように耐え難いんです。

　それは、たぶん、「なんで？　どうして？」と言えない状況だからだと思います。

私を含む、多くのASDの人たちは、意味や理由がわからないと、混乱します。だから、いつでも「どうして？　なんで？」をかかえながら生活しています。
　でも、怒っている人というのは、「なんで怒っているの？」または丁寧に「どうして怒っているのですか？」と聞くと、私の経験上、99％、さらに怒ります。私は理由を知りたいダケなんですけどね。
　大きな声でしゃべられたら、その情報は私の頭を素通りしてしまいます。「あ、大きな声だ」という認識しかできません。だから、私や私と同じ傾向にある人に、大きな声で怒ったりしても、あまり意味がないのです。
　大人になってから、信頼の置ける友人が怒っている場面に遭遇した時、「怒っている人に、どうして怒っているの？と聞くと、なんでもっと怒られるの？」と聞きました。「私は、意味とか理由とかがわかれば、ちゃんと向き合えるから、教えてほしい」と伝えました。
　友人は、困惑していましたが、「怒鳴り散らしている時は、感情が乱れまくっている時だから、論理的に『なんで？』と聞かれると余計腹が立つ」と教えてくれました。「なるほど～」と思いました。
　私にはわからない世界だけど、知ることができてよかったです。
　それ以来、大きな声で怒鳴っている人を見ても、私は前ほど混乱しなくなりました。「今、この人は感情が乱れまくっていて、論理的にはコミュニケーションとれないんだ」と見守ることができるようになったんです。
　大きな声で怒鳴っている人は、私にとっては、ライオンがガオーッ!!!とほえているのと一緒でした。
　「どうして怒っているの？」と聞けない、という点で一緒、ということです。

　先生はスゴイと思います。複数タスクを見事にこなす。毎日、マジックを見ているようでした。
　学校の先生には申し訳ないのですが、私は授業で何かを習った、という記憶がほとんどないんです。先生の話を聞いて、ノートをとって、質問に答える…という複数のことを一度にできない私は、席に着いているのが精一杯でした。
　ほとんどは、一人になれる時間にゆっくり教科書を見たり、自分で読んだりして勉強していました。（その時はみんなそうしている、と思っていました）

学校はJungleのようでした

　学校のイベントのなかで、最も意味がわからないナンバーワンは避難訓練でした。
　災害時に避難する訓練だということはわかっていました。
　私の時代はたいてい、「地震により、給食室からの火災」というシナリオだったような記憶があります。どうすればいいのかは、先生がクチで説明してくれました。
　でもその説明には、「ふざけてはいけません」とか「訓練しないと非常に危険な目に遭う」という、避難訓練の訓練に対する注意事項が盛りだくさんだったので、私は「何が起こるかわからない」緊張状態のなか、その日を過ごしていました。
　案の定、非常ベルの音でパニックを起こしていました。それからどうしていたかは、未だに思い出せません。
　ひとつ確かなのは、私にあの「避難訓練」は意味がなかった、ということです（あくまでも私にとっては、です）。
　今、学校に通っているお子さんで、避難訓練に対して不安を抱きながらもそれを自分自身でも認識していなくて、恐怖の時間を過ごしている子がいるとしたら、私はそこへ行って、「心配しなくてもいいよ」と言ってあげたいくらいです。
　でも、その前に、先生が「避難訓練の意味」と「訓練の流れ」を視覚的にわかるように提示してくれることを心から望んでいます。

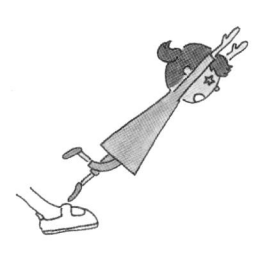

あたし目線 その⑫
いじめって何?

あたし研究（イラスト）その⑫▶47ページ

　私は今でも、「いじめ」について、よくわかっていません。
　それは、私が自閉脳をもっていて、その複雑な人間関係に付いていけないから理解できないのかしれません。でももしかして、そもそもみんな「いじめ」の何たるかを実はよくわかっていなくて、知らず知らずのうちに、やっているんじゃないか、と思う時もあります。

　最近まで、自分がいじめられていた記憶はありませんでした。
　「いじめ」が話題にのぼるたび、「私はそんなにヒドイいじめに遭ったことがないなー」と思っていました。
　でもよく思い出してみると、ありました。
　それが「いじめ」だとは、思っていなかったんです。
　だから、親や先生に相談したことは、一度もありません。
　なにせ、世の中／人生そのもの／日々、わからないことだらけでしたから、「ムシ」もわからないことのひとつに過ぎなかったのです。
　「ムシされる」というのも、何か、私にはわからない法則や、イベントのひとつで、「話しかけても、誰も答えてくれない」という、ルールがいつの間にか成立していて、私だけが、その成り立ちをわかっていないだけだ、と思っていました。

　なぜある日突然、そんなルールができたのか、解明しようとしましたが、ムズカシイことでした。
　『学校はJungleだった』でお話しした、怒鳴る人＝ほえるライオンのごとく、「聞いても教えてくれない」というカテゴリーに位置づけるしかありませんでした。
　私が認識していた「いじめ」は、人が嫌がるようなことを、ワザとするというもので、足をひっかけて転ばされたり、面と向かって嫌なことを言われたりした時は、これが「いじめかあ…」と思っていました。
　でも、このようなことは、すぐ終わるし、「嫌がらせ」をしているのだとわかりや

いじめって何？

すかったので、そんなに難解なことではありませんでした。

　一方、「ムシ」は、「嫌がらせ」の要素がはっきりしていないので、わかりませんでした。いつ終わるのかわからない、というのもやっかいでした。見通しが立たないのは本当に苦痛です。「話しかけても、答えてくれない」というのは、鬼ごっこルールのようだ、と漠然と思っていました。鬼になった人が、誰かにタッチするまで、みんなが逃げてまわる。
　でも、タッチしようにも、できないのが「ムシ」で、そのルールがよくわからないので、とりあえず、観察していました。

　今は、「ムシ」というのは、invisible（visible 見えている→ in- visible 存在しないがごとく）見えているのに、存在しないがごとく扱うことで、いわば、その人の存在そのものを否定するような、悪質な行為だと思っています。
　でも、子どもモコには、そんな知識も語彙もなかったので、「嫌がらせ」をされている、という認識はなく、ワケわからん出来事：聞いても答えてくれないカテゴリー（怒鳴る人＝ほえるライオン現象）に分類していました。

　だから、災害に遭ったような感覚で過ごしていたような気がしています。
　でも、いくら、雰囲気が（空気が）読めないからといっても、いくらほえるライオン現象だ、と自分なりにカテゴライズしていたとしても、どうして、悲しいとか、悔しいという、感情が起きなかったのか不思議です。このことについては、今でも考えています。

　もし、私の目の前で、いじめ（ムシ）に遭っている子どもがいたとしたら、私はとても悲しいです。いじめている子に、「そんな悪質なこと、やめてよ!!」と一人ひとり、目を見てじっくり話してまわりたいくらいです。
　「ムシする」というのは、見えていながら、その人がこの世に存在しないがごとく扱う「とても悲しい行為」だということを、教えてあげたいです。

　おとなモコが考える、子どもがもし、いじめ（ムシ）に遭っていたら……。
　子どもさんが、自ら「今日、○○ちゃんに、こんなことされた…」と言えるような

ら、それは、「なんで、私／ボクは○○ちゃんにあんなことされたんだろう…」と頭の中が？マークでいっぱいになっている証拠だと思います。

　こんな時、解決策としてよく行われるのが、先生や、親が、いじめた側といじめられた側、双方を呼び出しての、事実確認だったりします。

　でも、もし、子どもモコの私が、こんなことをされたら、とっても困ってしまいます。
　そもそも、いじめられた、という感覚がその時点では生じていないので、事実がどうだったのか、ということを聞かれても、答えようがない、というか、相手の状況も読めていませんから、自己主張も難しいのです。
　「それは、いじめ、と言って、君は嫌がらせを受けていたんだよ」などと言われた日には、頭の中が？？？？？でいっぱいになって、次はいつ、それが起きるんだろう、と不安でたまらなくなるでしょう。
　ご自分のお子さんが、そんな目に遭っていたら、すぐにでも解決してあげたい、と思うのは親心で、当然の感情だと思います。
　でも、なにせ、自閉っ子は（私のケースを基にすると）、いじめに遭った時は、「むむ？　何やら、わけわからんことがまた始まった」と、その状況を把握するのが精一杯で、感情にまでいたらないことが多々あるように思うのです。

　key word は、どーして○○ちゃんは、そんなことを自分にしたんだろう…の「どーして」だと思います。
　「どーして、○○ちゃんは、あなたにそんなことをしたんだろうねえ？」
　「○○ちゃんにそんなことをされた時、どんなふうに思ったかな？」
と、私の気持ちに寄り添ってくれたら、ずいぶんと違ったと思います。
　そこに、○○ちゃんを引っ張り出してきて、その子がやったことや理由、などが絡んでくると、私の頭はパニックに陥るでしょう。

　今でも、どうして「いじめ」などという、小難しいコミュニケーション方法をあえてとる人がいるのか、私にはわからないので、解決策を見出すのは難しいです。だから、みなさんに聞きたいんです。「いじめって何？」

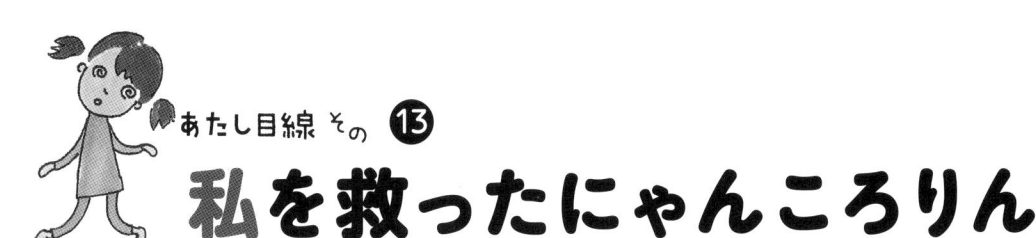

あたし目線 その⑬
私を救ったにゃんころりん

あたし研究（イラスト）その⑬▶ 51ページ

　小学生の頃の私は、忘れ物の多い子でした。
　忘れ物をしない日のほうが、少なかったくらいです。
　その頃は、どうしてみんな、忘れ物をせず学校に行けるのか不思議で、自分には何が足りないんだろう…と漠然とした不安をかかえていました。

　4年生の時の担任の先生は、忘れ物チェックがとても厳しい人で、毎朝、先生が教室に入る前に、忘れ物に気づいた生徒は、黒板の前に立っていなければなりませんでした。
　私はほぼ毎朝、黒板の前に立って、先生を迎える羽目になったんです。
　たぶん、自分が何を忘れていたのかも、わからないまま立っていた日も多かったと思います。苦痛の日々でした。
　先生はよくおっしゃいました。
「時間割表があるでしょ——‼　どーして忘れるんだ？？？」
　私は時間割表を見ていなかったわけではありません。見ても、よくわからなかったんです。
　時間割表に「国語」と書いてあっても、「国語」というグッズがあるわけではありません。教科書、ノート、漢字ドリル、読書ノート etc. 様々なアイテムが1つの言葉「国語」に集約されているのです。算数にいたっては、コンパス、分度器、三角定規など、本の形をしていないものまで、アイテムとして入ってきます。そして、それはずっと必要なわけではなく、授業が進むにつれて、必要になったり、要らなくなったりするのです。「明日の算数の時間は、コンパスを持ってきてください」と言われて、コンパスだけ持っていった記憶もあります。算数といったら、教科書、ノートはあたりまえダロ？？　のあたりまえ、が私にはあたりまえではなかったんです。決してふざけていたわけではありません。
　先生の厳しい指導のオカゲ（？）で、忘れ物をする生徒は減っていきました。
　ずっと忘れ物をし続けていたのは、私一人でした。（今は、ホントか？と思います。

学校編　103

「忘れ物」は自己申告ですから、いかようにも逃げ道はあったようです）
　先生の容赦ないご指導は、続きました。やがて私は、自分はダメな子だ、と思うようになりました。がんばっても、がんばっても、先生の思うとおりの生徒になれないからです。時間割表を毎晩チェックしましたが、その作業は、一か八かの賭けのようでした。

　その頃、一冊のマンガ本に出会いました。『にゃんころりん』というタイトルでした。
　私はその本が大好きで、寝る前に毎晩、毎晩、読んでいました。
　私の家は、マンガとテレビに制限がある家庭だったので、初めて自分のものとなったマンガ『にゃんころりん』は、私にとってとても特別なものでした。
　主人公、にゃんころりんは、イロイロなことに悩む猫です。他の人からしたら、どうでもいい…と思うようなことを、心配したり不安に思ったりするんです。私は自分自身をにゃんころりんに置き換えて見ていました。にゃんころりんが、「自慢のしっぽをなくしてしまったら、どうしよう…」と悩んでいる気持ちが、私には手に取るようにわかりました。
　知らないうちに、いろんなミスをしてしまう自分。もしかしたら、自分のしっぽでさえ、なくしてしまってもわからないかもしれない…にゃんころりんの心配は、私の心配でもありました。
　忘れ物で、自分の落ち度がいかに多いかを知ったはいいが…何がいけないのか、さっぱりわからない不安。夜になると、明日の忘れ物の心配が募り、私はにゃんころりんを毎晩読みました。

　先生はよく「なんで忘れるんですか？　時間割表を見ていないんですか？」と聞いてくれました。本当に純粋に「なんで？」と思ってらっしゃったんだと思います。私は一緒になって、なんでだろ？？と考えていたような気がします。
　「なんでだか、私にもさっぱりわからないんです。先生助けてください」と言えたら、私の人生は変わっていたかもしれません。（余計、ふざけていると取られる可能性もありますが）
　私は、なんでだろう？と考えるのが大好きな子どもでした。でも、この問いの「なんで忘れるんですか？」については、思いや考えをめぐらせる余地がありませんでし

た。
　私の場合「忘れ物」は、「忘れる」ことに問題があるわけではなかったのです。
　「忘れる」というのは、覚えていたことを思い出さないでいる、または、記憶していたことを意識できないでいる状態です。私は、最初から何を持っていったらいいのかわからなかったので、「忘れた」のではなく「どうやって覚えたらいいのかわからなかった」のです。
　今の私がその頃の私に戻って助けてあげることができるなら、学校の持ち物を全部、写真に撮って、一目でわかる表を作ってあげたいです。これがあれば、時間割表の意味がわかると思います。

　国語の持ち物：教科書（写真）、ノート（写真）、漢字ドリル（写真）……
　算数の持ち物：コンパス（写真）、分度器（写真）、三角定規（写真）……

　実際の私は、「どうにかしなくちゃ！」と考えに考えた挙句、毎日学校に全部持っていくことにしました。ある意味、賢かったと思います。相当な量の荷物だったと思います。それでも、先生にしかられるよりは、ずっとマシでした。他の人がどんな目で見ているかなど、ほとんど気にならない子どもだったので、「よかった！　これで忘れ物から解放される！」とハッピーでした。
　大人になって、一学期の修了日、夏休み前の子どもたちが、大きな荷物を抱えて家路につく様を見るにつけ、「私は毎日あんなふうに登下校していたのか…」と胸が痛くなります。子どもの頃の私自身に胸が痛むわけではありません。
　今でもそんなふうに、苦労しながら、ワケのわからない世界で、もがいている子どもが、何人いるんだろう…そう思うと胸が痛むのです。

これからの
あたし
編

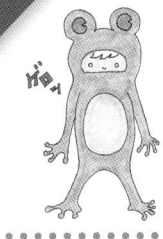

あたし目線 その⑭
自分という器

あたし研究（イラスト）その⑭ ▶ 54ページ

　鏡を見た時、いつもじゃないんですが、「へえ、これが私なんだ」と思うことがあります。

　私は人の顔を覚えるのがとても苦手で、顔、という全体像を記憶するのが難しいようです。特に、一回しか会ったことのない人だと、顔を覚えることはほとんどありません。メガネをかけていたとか、髪の毛の色が白かったとか、特徴的な（細部の）ことを覚えていることはあります。でも「どんな人だった？」と聞かれて、若かったとか、ちょっとお歳をめしていた、というような、全体像を見ないとわからないことを記憶することは、難しいです。女性だった、男性だった、くらいの情報しか記憶できないこともあります。

　人間は、目、鼻、口、といった「顔」を象徴するような情報をつかさどる分野が脳の中にあるそうです。

　以前、ASDの脳画像を見たことがあります。人の顔を見せられた時、定型発達の人と、ASDの人では、どのように違うのか、をカラー画像にしてあるものでした。

　定型発達の人の脳は、ある一部の箇所の脳が、赤く活発に動いていました。一方ASDの脳は、脳の一部ではなく、活動ポイントが右脳と左脳に点在していました。（大分前に見たので、本当にそうだったのかどうかは、定かではありません）

　それを見た時は、なんとなく納得がいきました。「ああ、だから多くの人は、人の顔を覚えられるのかあ…」と思いました。多くの人と脳の機能が異なる、というと、この意味がわかったような気がしました。

　だからなのか、なんなのか、わかりませんが、私は何十年もこの顔と共に生きているのに、鏡を見て「アレ？　これ、私なの？」と思うことがたびたびあるんです。自分の顔というのは、とても不思議だと思います。自分の顔をイチバン見ていないのは、自分なのに。（他の人のほうが、頻度として圧倒的に多く、私の／自分の顔を見ていることでしょう）自分の肉眼で自分の顔を見ることはできません。見えるのは、鏡に映った顔ダケなんです。それが自分の顔だなんて、とても不思議です。

自分という器

　生まれて初めて、録音した自分の声に違和感を感じたことがある人は、多いでしょう。「えっ！　私の声、こんなんじゃない！」と思いますよね。
　私が、初めて自分の声を聞いたのは、幼稚園の頃でした。その頃、祖父が新しいレコーダーを買って、孫たちの声を録音することに凝っていたんです。祖父が「はい、歌ってください」と言ったあとに私は、幼稚園で習った歌を歌いました。
　♪えんそく、えんそくドレミファソー♪という歌だったのですが、その自分の声を聞いた時は、ショックでした。「これ、私じゃない!!」と思ったんです。私の耳に聞こえている声は、ウソの声なのか？？？とパニックになりました。私が思っている私の声と、他の人が聞いている私の声に、こんなに違いがあるなら、言葉が通じないことも、あるのかもしれない…と、とても不安になりました。その時、不安に思った気持ちを私はいつでも思い出すことができます。（こういうことは、記憶として決して消えないんですねえ…）

　その頃の私の愛読書は百科事典で、私は特に『医学』が大好きでした。
　そこに、——自分に聞こえている声は、声帯が震えて、音が顔や頭の骨格に響いて聞こえるので、他の人に聞こえる声と違う——というようなことが書いてありました。
　それを知って、とても安心しました。私の発している声が、どこかで違う音に変換されて、みんなの耳に届いているわけではないのだ、と知って、不安が少し解消されたのを覚えています。カラクリがわかると納得する性格は、幼稚園の頃から変わってないんですねえ。

　ASDの特徴として、「目が合わない」というのがあげられるようですが、私はその理由がなんとなくわかるような、気がしています。
　目を合わせたら、「見る」ということに精一杯になって、他の感覚が右往左往してしまうのです。目を見つめていると、その人の黒目は細かく左右に動きます。その動きが気になって、話の内容、何が聞きたかったのかが、どこかへいってしまいます。
　では、人と話す時は、電話のほうがマシなのでは？と思われがちですが、私の場合は違います。
　電話は苦手です。電話はターンテイキング（turn taking：どちらが話す番か）を知

るのが難しいし、何より、音が（声が）生（なま）の音声じゃない、というところで、戸惑ってしまいます。

　私の場合大事なのは、顔や表情よりも「声」のようです。人の「声色（こわいろ）」にはとても敏感です。顔よりも、声のほうが、表情豊かだと私は感じています。どんなに優しい顔で言ってもらっても、声色が伴っていないと、とても不安になります。顔の表情は、心とウラハラにできても、声は難しい、と思います。「声」は正直にその人の心が出てしまうような気がしています。

　私は、自分が「着ぐるみ」に入っているような気持ちになることがあります。このような気持ちになる理由は二つあります。

　　●自分というものに、慣れることがない
　　●誰にでもなれる気がする

　自分に慣れることがない、というのは、55ページのイラストにも描いたように、自分の体をもてあます（？）ウマク使い切れない場面が多い、ということです。顔同様、見えない身体部分は特に、なおざりになりがちです。足がとっても冷え切っているのに気がつかずにいたり、肩や背中が極度に硬直していることを自覚していなかったりします。見えない身体部位の力を抜くのは、とても難しいです。

　誰にでもなれる気がする、というのは、これは、定型発達のみなさんも似たような要素をもっていると思います。例えば、ヒーローが出てくる映画を観た後は、自分も英雄になれるような気持ちになったり。
　でも、私のそれは、かなり極端というか、強くそう思ってしまうようです。
　映画を観ると、役になりきってしまって、一緒に悲しみ、楽しみ、2時間が過ぎても、そこから抜けられなくなることがあるんです。これはただ単に、影響を受けやすいだけだ、と思っていましたが、どうやら違うようです。
　悲しい映画を観た後、ストーリーは私の中で、生き続け、悲しさに耐えられなくなって、胃が痛くなることもあります。
　逆に、ストーンと心に響く映画やドラマは、何度も何度も観ます。何度観ても、その役にはまってしまうことができます。「私は今、あのドラマの○○だわ」、と思うこ

自分という器

とがよくあります。

　子どもが、正義の味方になりきるように、大人である私も、共感した架空の誰かになりきることができるんです。それで大変な局面を乗り越えることができる時もあります。このことを話すと、「この人、大丈夫かしら？」と思われそうなので、あまり話したことはありませんでした。でも実際、誰かが私の中でいきいきと生きることは、よくあります。

「顔／表情より声」「着ぐるみの中の自分」このような感覚が、ASDにまつわることなのか、あるいは全く関係ない、私個人の性格なのかは、わかりません。
　でも、私の中にはっきり浮かび上がるのは、「どうしてみんな、そんなに心と身体がピッタリくっついているの？」という疑問です。

　自分っていったいなんなんだろう…。自分という容器に収まっている私はいったい何なのか。
　「自分」に慣れることがないから、たぶん、ずっと、考え、苦悶し、立ち止まり、また考え、を繰り返していくんだと思います。

　私は視野が狭いから、自分の体全体を把握することが困難です。自分を取り巻く状況を知るのはもっと困難です。でも、狭くても、とても強い光を当てて物を見ているんです。とても強い光だから狭くなってしまうと言ったほうが正しいかもしれません。
　その強くて狭い光を、ありとあらゆる方向に向けるのは、難しいことです。顕微鏡で世界を見るくらい、大変なことです。
　だからと言って、定型発達の方に「ねえ、お願いだから、一緒に顕微鏡で世界を見ようよ〜！」とお願いすることもかないません。
　ゆえに、双方の理解が必要となってくるのだ、と思います。定型発達者とASD当事者の間には、どうやらとても大きな溝があるようです。双方の理解は、その溝を埋めることはできないと思います。でも、その大きな溝に橋を架けることは可能だと思っています。

これからのあたし編

あたし目線 その⑮
特訓の成果

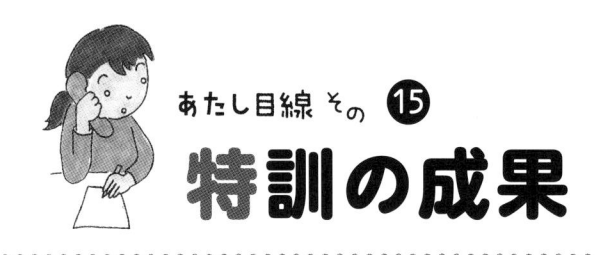

「特訓」という言葉は、好きでした。
「できないことも、特訓することで、できるようになる」そんな希望あるイメージがあったからです。幼い頃から、他の子はできても、私にはできないことが多かったので、それを補うように、「私も特訓すれば、大丈夫」と不安をかき消すように思っていたのかもしれません。

私が、社会人になって、最初に就いた職は、子どもの英会話学校の講師でした。
講師になるための研修は、とてもハードなもので、乳児から小学生までの生徒に、どのように英会話を教えていくかを、勉強しなければなりませんでした。
ほぼ2ヵ月毎日、朝から晩まで研修を受けるのです。まだその時点で採用はされていません（研修の最終日に、採用／不採用を通告される）から、必死でした。
でも、その研修ですら、楽しかったです。これもまさに特訓でしたね。
たかだか2ヵ月の研修で、教える側の人間を養成するんですから。
生徒役で、他の先生のレッスンを受けると「ほほーっ！　子どもの目線だと、大人はこんなに大きいんだ！」と思ったり「英語を話さない子どもだったら、このレッスンの導入の仕方は、さっぱりわからないゾ！」と気がついたり、言語を教える醍醐味、言葉のもつ奥の深さを知れば知るほど、やっぱり英会話講師になりたい、と心から思いました。
どーしてなんだ？と紐解くことが大好きな私には、向いている仕事だったのかもしれません。英会話を教える、という仕事は、本当にやってて、楽しかったです（今でも楽しいです）。「言語を教える」というのは、本当におもしろいことです。
どうやって、子どもの脳に届くレッスンをするかを考えるのは、本当に興味深く、毎日、失敗したり、発見したり、とっても楽しかったです。
でも、その時の英会話講師の仕事は長くは続きませんでした。
57ページのイラストにあるように、私は、決定的にできないことがあったからです。

特訓の成果

　1つ目は、電話を受けながらメモをとる
　2つ目は、スケジュールの把握
　3つ目は、顔と名前が覚えられない
　4つ目は、立ち止まっていけないところで立ち止まる

　私は複数タスクがこなせません。（できる時もあります：火事場のバカぢから的に）電話を受けたら、相手の声を聞くのに精一杯で、その内容を書くことができないのです。

　そんなことが、どうして難しいんだろう？と思われるかもしれませんが、電話を受けながらメモをとる、というのは、脳のいろいろな部分が電光石火の早業で働いて、行われている作業なのです。聞こえてくる音声を文字に変換して、しかも自分の手でそれを書く（体の運動機能も絡んでくる）。

　私は聞こえてくる音を理解し、それを頭の中で文字に変換することはできるのですが、「書く」という作業を同時にはできません。書くスピードが遅いからかな、と思ったりもしたのですが、それは核となる問題ではないようです。

- ●受話器から聴こえてくる音声を、言葉として捉え、意味を理解する
- ●その言葉（音声）を文字に変換する
- ●腕を動かして、その文字を書く

こんなに複数の段階を踏む作業を、私は一度にはできません。

　最初の「〇〇ですが」の〇〇を聞き逃したら、もうアウトです。私の頭の中は「ええ——っ？　誰？？？　ええーっ私はお世話してないよ——？？」「んん——っと結局なんの電話だったんだ？」パニック状態に陥ります。それで、上司に報告できるのは、「誰かから電話がありました」という事実だけになってしまうんです。

　上司に、私が電話を受けながらメモがとれないことを、説明しましたが、「まさか！」というリアクションでした。

　でも何回もそれで失敗をしていたら、「もう電話が鳴っても出なくていいです」と言われました。それで、「やったー！　やっと解放された！」と思える性格ならいいのですが、電話が鳴るたびに「ややっ、電話が鳴ってるよ、鳴ってるよ、おーい鳴ってるよ！」とパニックになっていました。「できないこと」への焦りが、パニックを引き起こしていたのでしょう。

　この頃の私は、「できないこと」＝がんばりや努力が足りないことだったので、余

計に申し訳ない気がして、電話の周りをウロウロしていました。

2番目のスケジュールが把握できない、というのは、数字の問題です。

私は、13時とか、14時とかが何時なのか、覚えられません。

午後2時、と言ってもらえたらわかります。でも、17時とか19時とか、もう、やめてほしいです。

しかも、レッスンスケジュールを把握するには、足し算が必要になってきます。15：45に45分を足したら、何時ですか？という算数の文章題を毎日、毎日、解かなければならないのです。

時間はただ足し算をしただけでは、答えは出ません。45に45を足したら、90になってしまいます。でも答えは16：30です。

私にとって数字は、一生つきまとう、厄介なシロモノです。使うと便利なのですが、私が使いたいようにだけ使うわけにもいかず、しかも多くの人たちにはそれほど厄介ではないらしく…どうしてそんなに数字がダメなのかは、これから解明していきたいと思います。

3番目に、人の名前と顔を覚えるのが難しいのです。あいさつや天気の話ししかしない、ご近所さんも、全く覚えられません。そのかわり、たった一日（数時間）でも、深い話ができたら、その人の顔を記憶することができます。それは、その人のパーソナリティーに直面できたからです。人の内面を知ることで、その人の外見が初めてインプットされるんです。

「保護者対応」というのも仕事のうちで、保護者に、来期のレッスンのテキストやイベント参加の案内などを説明する時、私はイチイチ台本を作って、しゃべっていました。自宅アパートで、その手作り台本を片手に、壁に向かって練習していました。

大人のようで子どものような私は（大人でも子どもでもない私は）、保護者対応は苦行でした。いわゆる常識的でなければなりませんし、何より空気（雰囲気）が読めないといけないようです。社会というのは、そういうものなのかもしれません。（社会って何なのか、よくわかりませんが…）

子どもと大人（親御さん）の間を行ったり来たり、右往左往してとても疲れていました。

4番目の「立ち止まってはいけないところで立ち止まる」のは、私が乗り越えられ

特訓の成果

ないハードルで、一番高いものでした。
　英会話学校は、生徒の人数確保が、最重要課題です。生徒がいなければ、学校は立ち行きませんから、あたりまえの話なのですが。
　私は、個人個人の生徒を大切に、一人の人間として付き合っていくことができれば、きっと後々の、企業としての学校にもいいはず、と思っていました。
　でも会社が求めていたのは、一人ひとりに固執する人ではなく、多くの人数をさばける人材だったんですね。
　でも、ステオケない私は、ウチのカギをなくしたから帰れない、という生徒を放っておくことは、できません。上司からは、「私たちはカウンセラーじゃないんですから、英会話だけ、教えていればいいんです」と言われました。「へえ、そーなんだ」と心の中で思いました。「英会話だけ」という割に、他の多くの仕事をマスターしなければならないのは、どういうことなんだろう…と不思議でした。（言葉どおりの人間ですから…）
　やっぱり私は「おウチのカギなくしちゃったの…」と言う子を放ってはおけませんでした。「カギ」だけが問題ではないような気がしたからです。
　上司を含む学校側の姿勢は、彼女は家庭が複雑だから、あまり立ち入らないように、とのことでした。
　「あまり立ち入らない」ということは、少しは立ち入ってもいいのね、と私は勝手に解釈して、レッスン後、使っていない教室で、彼女と話をするようになりました。最初は、「そのバッグかわいいね」とかどうでもいいような話から入りましたが、少しずつ彼女は、心の内を打ち明けてくれるようになりました。「あたらしいお母さんは、いい人だよ」と教えてくれました。小さな体に、どれだけ大きな問題をかかえているんだろう…そう思うと、胸が痛くなりました。
　その子は、バスと地下鉄を乗り継いで通っている子で、冬場、暗くなるのが早いと、ウチに帰るのがシンドイらしく、イロイロ言い訳をしては、教室に残っていました。
　でも、あまり遅くなっては親御さんも心配されるので、時間を決めて、〇時になったら、おウチに帰ろうね、と言うようにしていました。それでも「暗くてこわいから、帰りたくない」と言うので、私は持っているなかで、一番大きな、クマのシールを彼女の手の甲に貼りました。「〇〇ちゃんが、ちゃんと帰れるように、このクマが一緒にいるからね」と。こんなオマジナイみたいなことをしても意味がないかな、と

思いましたが、彼女は「ウチに帰るまで、クマちゃんと一緒だ！」と元気よく帰って行きました。それから、彼女の心はみるみる安定し、レッスンにもやる気を示してくれました。約束のクマのシールを私は毎回準備していました。

　でも、そのシールが問題となったのです。「小道先生だけ、そういうことをされると、他の先生にも負担になるから、やめてください」とのお達しが出たのです。「はあっ？？？」と思いました。たかがシールです。そんなことで負担になるなんて、どういうことだ？と思いました。

　確かに私のやり方は、英会話講師としては「やり過ぎ」だったかもしれません。「出すぎたマネ」だったのでしょう。

　生徒一人ひとりの家庭や学校生活まで配慮することはできませんから、どこかで線引きをする必要はあったと思います。

　他のスタッフには線引きの線がハッキリと見えていたのかもしれませんが、私にはわかりませんでした。どこからどこまでが、自分の生徒としてケアすべきことで、どこから先は、仕事外のハナシなのか…。

　立ち止まってはいけないところで立ち止まるというのは、それをやめるべく特訓の方法さえ思いつかない、難題でした。

　ASDの人は、できることと、できないことの差がとても大きいです。算数は得意だけど、国語の漢字の書き取りは、とても大変だったり。文章は読めるけど、書けなかったり。

　適切な（視覚的にわかりやすい）指示のもとだったら、スムーズに働けるのに、口頭説明だけだと、一歩も前に進めない。などなど…。10人いたら、10通りの個性があるので、「ASDの人には＿＿＿＿＿してください」と言うことはできませんが、個性に寄り添って、一緒に考えてもらえたら、きっとその人なりの適切な仕事に就くことができる、と信じています。

　特別扱いをしろ、と言っているわけではないんです。定型発達の人だって、個性を尊重され、大切な一人の人間として、社会で働くことができたら、仕事のやり甲斐につながるでしょうし、ひいては多くの人たちの利益につながるのではないでしょうか。

　たまたま、ASDの人たちは、個性がハッキリくっきりしているだけなんじゃないか、とも思います。

特訓の成果

　私は、英会話講師の職に、やり甲斐を見出していたので、考えつく限りの特訓を試みました。
　もちろん、この間、レッスンの準備もしているわけです。
　病気にもなるハズだわ〜、と今は振り返ることができますが、当時は「好きな仕事ができないのは、私の特訓の仕方に問題があったのかあぁ？？？」と悩み、落ち込みました。ハードルを飛びすぎて、身も心も疲れ果て、結局は病気になって辞めざるを得ない。そんな自分が不甲斐なく、社会で生きていくことに不安を覚えました。
　私が会社で、高いハードルに出くわしている時、誰かが、「どーしたらいいものかねえ？？　一人の生徒にそんなに時間をかけるわけにもいかないしねえ…？」と一緒に考えてくれる人がいたら、全然違ったと思います。たとえ答えが出なくても、私の心が暗く沈むことはなかったかもしれません。私がやっていけなかったのは、「そーゆーケースの子どもにはタッチしないでください」とバッサリと切り捨てられたからだと思います。考える余地もなく、切られたことに、私は大きな壁を感じたのです。
　「何か、恐ろしい、触れてはいけないものがある」
　「しかも、それについて、何も言ってはいけない」

　私が一番生きにくい環境は、「本音を語れない」環境なのかもしれません。
　支援する側、される側、は一方通行ではありません。
　だから、時にイラダチを感じたり、もどかしさを隠せなくなっても、いいと思うんです。というか、そういうのは、あたりまえの感情だと思います。
　自分とは、大分チガウ感覚の持ち主を目の前にしたら、戸惑うのはあたりまえです。どちらかだけが、ただ感情を押し殺して向き合う、というのは、健康的とは言えません。
　ASDの人とそれに関わる人たち、を考える時、支援する側、される側、という役割は、固定されたものではない、と思うんです。
　ありのままの誰かを受け入れるには、ありのままの自分を大切にすることが、とても大切になってきます。
　支援を受ける側からしても、支援してくれる人が、ありのままにその人らしく生きていけないとしたら、とても悲しく思います。

おわりに

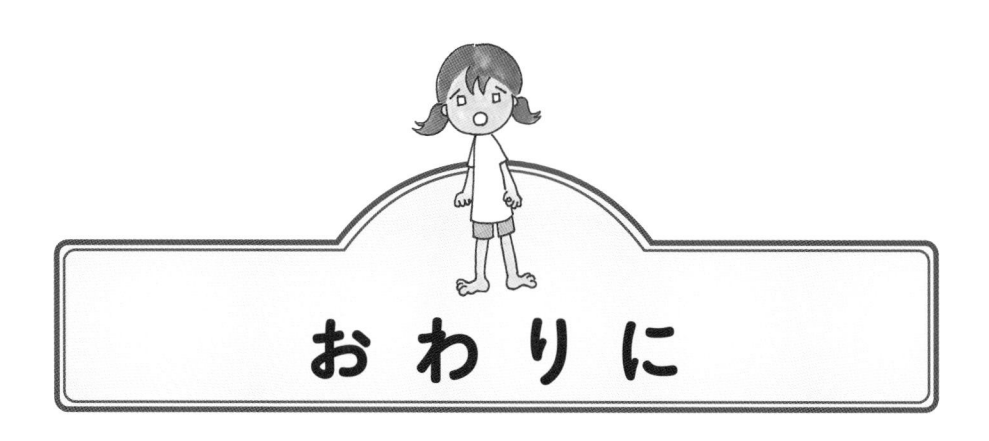

小道　モコ

　私が、イラストを描くきっかけになったのは、3年前に友人が始めた、発達障害を考える会『くれよん』（旧：ディアスポラの会）です。毎月、ASD当事者としてお話をするための資料として描き始めました。

　最初からイラストを描いて、お話ししていたわけではありません。
　最初の頃は、文章を書いて、お話をしていました。でも、何か伝えきれていない感じがありました。（みんなからの反応があまりに薄いので）
　そしてある日、なんとなくラクガキ程度に描いた絵を「こんな感じなんだケド…」とお渡ししたら、「へぇーー！　なんでだかわからないけど、スゴイわかるような気がする」と言ってもらえたのです。（視覚のほうが捉えやすいのは、自分だけだと思っていたので、この反応は意外でしたねえ）
　私は、絵やデザインの勉強など、いっさいしたことがありません。でも、絵を描くのは幼い頃から大好きで、白紙を見ると絵を描かずにいられない子どもでした。（今でも余白を見ると描かずにはいられません）
　描き始めたら、アイデア（ネタ？）が次から次へと出てきて、自分の世界／文化をお伝えするのが、楽しくなっていきました。

　まるで、子どもが大人に「ねえ、見て見て！　こんなの描いた！」と見せるように、畠中雄平先生にも見ていただきました。先生は、「ほう、これはいい！」と言ってくださいました。うれしくなって、イラストができるたびに、毎月お渡ししました。
　畠中先生は「これは、本にしたらいいと思う」とおっしゃっていましたが、まさか、本当に実現するとは、この時は想像だにしていませんでした。畠中

おわりに

　先生から、「門先生にこのイラストを見てもらったら、とてもいいものだから、ぜひ出版したらいい、とおっしゃっていた」と言われた時は、正直「へえーー。なんでだろ？」と思っていました。私は、私の世界／文化を表現しただけなので、どうしてASDを専門としていらっしゃる先生方が、興味をもってくれるのか、わからなかったのです。

　私はあくまで、私のことを描いているだけで、ASDの世界／文化を表現しよう、としているわけではありません。イチASD当事者の表現でしかないんです。だから、「本を出版する」というのは、私にとって、大きな不安でした。

　私が描く／書くことは、あくまでも、「あたし」のことです。「ASDのあたし」について描いて／書いているんです。発達障害を考える会『くれよん』でお話をしている時は、話のたびに、「あくまでも、私は、ですよ」と何度も言えるので、あまり不安はありませんでした。でも出版となると…。

　私はこんな感じの人間なので、畠中雄平先生、門眞一郎先生のご尽力なしには、この本の出版は実現しなかったでしょう。畠中先生、門先生には、心から感謝を申し上げます。先生方の存在なしには、このイラストはただのラクガキとして、高知のある一部の地域でダケ、ウケていたでしょう。（ウケてないか）

自閉症スペクトラムを考える会
「くれよん」について

　「くれよん」は、2007年5月に潮江教会というキリスト教の教会の中のひとつの活動として始まりました。自閉症スペクトラム障害当事者を含む発達障害者の方々との数々の出会いを通して、当事者やご家族の方々の苦しみを減らすために、教会として何とか少しでも力になれないかとの思いから始めた活動でした。その後、2010年度から教会からは離れ、独自にその活動を続け、現在に至っています。

　当初は、当事者の方々やその家族などが月に一度集まって、当番の方にお話をしていただいてから、参加者みんなで話し合うという会でした。けれども、小道さんのイラストとお話の内容が、参加者のみんなにとって非常に印象的だったので、いつの間にか、毎回小道さんにお話をしていただくことになっていきました。

　「くれよん」では現在も、定期的な例会を開催して、毎回、高機能自閉症スペクトラム障害当事者の小道モコさんにお話をしていただいています。いろんな課題をかかえながらもなんとか続けているこの活動が、いつか障害当事者の方々を含むみんなの幸せにつながっていったらいいなぁと、わたしたちは願っています。

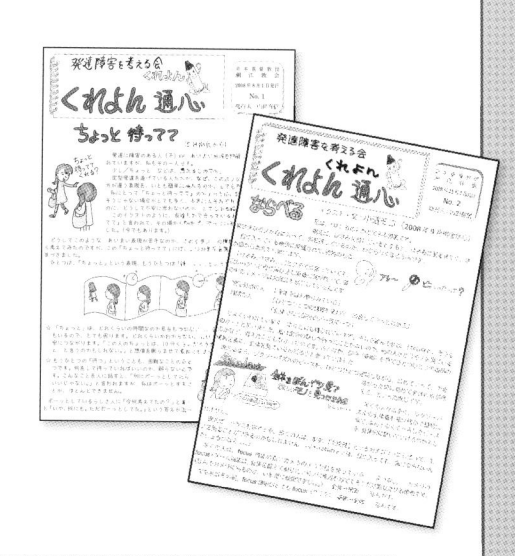

【問い合わせ先】
Eメール：crayon.kochi@gmail.com
ブログ：http://crayon-kochi.cocolog-nifty.com/

2011年6月「くれよん」：山田有信

PROFILE

小道モコ（こみち・もこ）
1970年生まれ。高校2年の時に、1年間アメリカに留学。ICU（国際基督教大学）語学科卒業。

30歳を過ぎてから、ASDとの診断を受ける。友人が立ち上げた、自閉症スペクトラムを考える会「くれよん」で当事者の立場から、定期的に話をする機会を得る（会で話をするためにイラストを描くようになる）。

現在：英会話講師を生業とすべく奮闘努力中。特にASDの子どもを対象としているわけではないが、なぜだかASDの子どもが多く、レッスンを受けにきてくれている。高知在住。

畠中雄平（はたけなか・ゆうへい）
高知県立療育福祉センター副センター長（総括）。
精神科医。発達障害の臨床と地域における支援体制づくりに取り組んでいる。

あたし研究―自閉症スペクトラム〜小道モコの場合

2009年10月31日　初版発行
2011年 6 月24日　第5刷発行

著　者　©小道モコ
発行者　田島英二　taji@creates-k.co.jp
発行所　株式会社クリエイツかもがわ
〒601-8382 京都市南区吉祥院石原上川原町21
電話 075（661）5741　FAX 075（693）6605
郵便振替 00990-7-150584
ホームページ　http://www.creates-k.co.jp

発売元　株式会社かもがわ出版
〒602-8119 京都市上京区堀川通出水西入ル
電話 075（432）2868　FAX 075（432）2869

印刷所――新日本プロセス株式会社

ISBN978-4-86342-033-5 C0037　　　　　　Printed in Japan

■ 自閉症・発達障害関連書 　　　　　　　　　　　〈好評既刊〉

アスペルガー症候群
思春期からの性と恋愛

ジェリー・ニューポート、メアリー・ニューポート／著　ニキ・リンコ／訳

清潔や外見の初歩的なことから、男女交際、恋愛、セックス、避妊、感染症、性犯罪まで、自らの経験からの実用的なアドバイスが満載！　A5判244頁　2310（2200）円

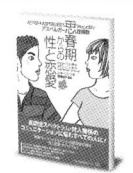

青年成人期 自閉症の発達保障
ライフステージを見通した支援

新見俊昌、藤本文朗、別府　哲／編著　　　　　　A5判168頁　2100（2000）円

50歳になっても変わりゆく力をもっている。あせることなく明日を信じることの大切さを確信させてくれる―壮絶な強度行動障害とたたかいながら、絵から粘土の世界へと発達を続ける感動の記録と、就労保障、高機能自閉症の発達と支援のポイント、医療、自閉症研究の到達点と課題を明らかにする。

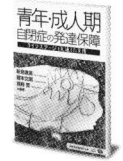

パスポートは特性理解
青年・成人期のアスペルガー障害・特定不能の広汎性発達障害

2刷

NPO法人ノンラベル・田井みゆき／著

青年・成人の高機能の広汎性発達障害ご本人と家族をサポートする活動を続ける「ノンラベル」。3000件超の相談事例から学ぶ豊富な実例紹介で考察・提案！
A5判208頁　2100（2000）円

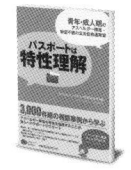

うわわ手帳と私のアスペルガー症候群
10歳の少女が語る感性豊かな世界

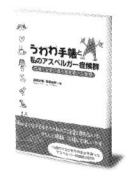

5刷

高橋紗都・高橋尚美／著　大阪発達支援センターぽぽろ／協力

しんどい状態を「うわーっとなる」と表現したことから生まれた「うわわオバケ」。10歳の少女が自分の言葉で綴る、好きなこと、嫌いなこと、感じていること、困っていることやその対処法とお母さんが語る家族の歩み。　A5判192頁　1890（1800）円

自閉症スペクトラム　青年期・成人期のサクセスガイド
服巻智子／編著　ニキ・リンコほか　　定価各2100（2000）円

❸ 当事者が語る結婚・子育て・家庭生活

うまくいっていそうに見えても、家族の理解や周囲の支援なくしては生活の維持が困難な結婚・子育て・家庭生活。新たな自分研究や周囲の人たちとうまくやっていく工夫が満載！

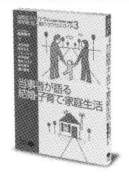

❷ 当事者が語る異文化としてのアスペルガー

当事者の家族関係、国際結婚、学校生活から、青年期・成人期に戸惑わない、人と状況に応じた支援のヒントがいっぱい。当事者の経験に当事者が学ぶ！支援者も学べる自閉症者ための当事者大会の記録。

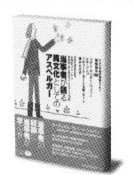

❶ 自閉症スペクトラム青年期・成人期のサクセスガイド

自閉症スペクトラムの当事者が語り、当事者と支援者が学ぶ。中学校・高校から大学へ、学生生活を乗りこえ、社会に出て成人期の荒波を乗りこえる！

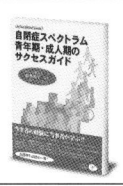

4刷

◆価格は税込（本体）で表示。書店では「かもがわ出版」発売の本とご注文ください。